中医历代名家学术研究丛书

主编 潘桂娟

孙理军 何 伟 编著

杨士瀛

Academic Research Series of Famous
Doctors of Traditional Chinese
Medicine through the Ages

"十三五"国家重点图书出版规划项目

中国中医药出版社
·北 京·

图书在版编目（CIP）数据

中医历代名家学术研究丛书.杨士瀛／潘桂娟主编；孙理军，何伟编著.—北京：中国中医药出版社，2017.9

ISBN 978 - 7 - 5132 - 3675 - 1

Ⅰ.①中… Ⅱ.①潘… ②孙… ③何… Ⅲ.①中医学—临床医学—经验—中国—南宋 Ⅳ.① R249.1

中国版本图书馆 CIP 数据核字（2013）第 238958 号

中国中医药出版社出版

北京市朝阳区北三环东路 28 号易亨大厦 16 层

邮政编码　100013

传真　010 64405750

河北新华第二印刷有限责任公司印刷

各地新华书店经销

开本 880×1230　1/32　印张 7　字数 179 千字

2017 年 9 月第 1 版　2017 年 9 月第 1 次印刷

书号　ISBN 978 - 7 - 5132 - 3675 - 1

定价　45.00 元

网址　www.cptcm.com

社 长 热 线　010-64405720
购 书 热 线　010-89535836
侵 权 打 假　010-64405753

微信服务号　zgzyycbs
微商城网址　https://kdt.im/LIdUGr
官方微博　http://e.weibo.com/cptcm
天猫旗舰店网址　https://zgzyycbs.tmall.com

如有印装质量问题请与本社出版部联系（010 64405510）

项目来源及国家重点图书出版计划

2005 年度国家"973"计划课题"中医理论体系框架结构与内涵研究"（编号：2005CB532503）

2009 年度科技部基础性工作专项重点项目"中医药古籍与方志的文献整理"（编号：2009FY120300）子课题"古代医家学术思想与诊疗经验研究"

2013 年度国家"973"计划项目"中医理论体系框架结构研究"（编号：2013CB532000）

国家中医药管理局重点研究室"中医理论体系结构与内涵研究室"建设规划

"十三五"国家重点图书、音像、电子出版物出版规划（医药卫生）

前言

中医理论肇始于《黄帝内经》《难经》，本草学探源于《神农本草经》，辨证论治及方剂学发轫于《伤寒杂病论》。在此基础上，历代医家结合自身的思考与实践，提出独具特色的真知灼见，不断革故鼎新，充实完善，使得中医药学具有系统的知识体系结构、丰富的原创理论内涵、显著的临床诊治疗效、深邃的中国哲学背景和特有的话语表达方式。历代医家本身就是"活"的学术载体，他们刻意研精，探微索隐，华叶递荣，日新其用。因此，中医药学发展的历史进程，始终呈现出一派继承不泥古、发扬不离宗的繁荣景象。

中国中医科学院中医基础理论研究所，自 2008 年起相继依托 2005 年度国家"973"计划课题"中医学理论体系框架结构与内涵研究"、2009 年度科技部基础性工作专项重点项目"中医药古籍与方志的文献整理"子课题"古代医家学术思想与诊疗经验研究"、2013 年度国家"973"计划项目"中医理论体系框架结构研究"，以及国家中医药管理局重点研究室"中医理论体系结构与内涵研究室"建设规划，联合北京中医药大学等 16 所高等院校及科研和医疗机构的专家、学者，选取历代具有代表性或学术特色突出的医家，系统地阐释与解析其代表性学术思想和诊疗经验，旨在发掘与传承、丰富与完善中医理论体系，为提升中医师理论水平和临床实践能力和水平提供参考和借鉴。本套丛书即是此系列研究阶段性成果总结而成。

综观历史，凡能称之为"大医"者，大都博览群书，学问淹博赅洽，集百家之言，成一家之长。因此，我们以每位医家独立成书，尽可能尊重原著，进行总结、提炼和阐发。此外，本丛书的另一个特点是，将医家特色学术观点与临床实践相印证，尽可能选择一些典型医案，用以说明理论的实践价值，便于临床施用。本丛书现已列入《"十三五"国家重点图书、音像、电子出版物出版规划》中的"医药卫生"重点图书出版计划，并将于"十三五"期间完成此项出版计划，拟收载历代 102 名中医名家，总字数约 1600 万。

丛书各分册作者，有中医基础学科和临床学科的资深专家、国家及行业重点学科带头人，也有中青年教师、科研人员和临床医师中的学术骨干，分别来自全国高等中医院校、科研机构和临床单位。从学科分布来看，涉及中医基础理论、中医各家学说、中医医史文献、中医经典及中医临床基础、中医临床各学科。全体作者以对中医药事业的拳拳之心，共同努力和无私奉献，历经数年成就了这份艰巨的工作，以实际行动切实履行了传承、运用、发展中医药学术的重大使命。

在完成上述科研项目及丛书撰写、统稿与审订的过程中，研究团队暨编委会和审订委员会全体成员，精益求精之心始终如一。在上述科研项目负责人、丛书总主编、中国中医科学院中医基础理论研究所潘桂娟研究员主持下，由常务副主编张宇鹏副研究员、陈曦副研究员及各分题负责人——翟双庆教授、刘桂荣教授、郑洪新教授、邢玉瑞教授、钱会南教授、马淑然教授、文颖娟教授、陆翔教授、杨卫彬研究员、崔为教授、柳亚平副教授、江泳副教授、王静波博士等，以及医史文献专家张效霞副教授，分别承担或参与了团队的组织和协调，课题任务书和丛书编写体例的起草、修订和具体组织实施，各单位课题研究任务的落实和分册文稿编写和审订等工作。编委会还多次组织工作会议和继续教育项目培训，组织审订委员会专家复审和修订；最终由总主编逐册复审、修订、统稿并组织作者再次修订各分册文稿。自 2015 年 6 月开始，编委会将丛书各分册文稿陆续提交中国中医药出版社，拟于 2019 年 12 月之前按计划完成本套丛书的出版。

2016 年 3 月，国家中医药管理局颁布了《关于加强中医理论传承创新的若干意见》，指出"加强对传承脉络清晰、理论特色鲜明的古代医家的学术思想研究，深入研究中医对生命、健康与疾病认知理论，系统总结中医养生保健、防病治病理论精华，提升中医理论指导临床实践和产品研发的能力，切实传承中医生命观、健康观、疾病观和预防治疗观"。上述项目研究及丛书的编写，是研究团队对国家层面"加强中医理论传承与创新"号召的积极响应，体现了当代中医学人敢于担当的勇气和矢志不渝的追求！通过此项全国协作的系统工程，凝聚了中医医史、文献、理论、临床研究的专门人才，培育了一支专业化的学术队伍。

在此衷心感谢中国中医科学院及其所属中医基础理论

研究所、中医药信息研究所、研究生院，以及北京中医药大学、陕西中医药大学、山东中医药大学、云南中医学院、安徽中医药大学、辽宁中医药大学、浙江中医药大学、成都中医药大学、湖南中医药大学、长春中医药大学、黑龙江中医药大学、南京中医药大学、河北中医学院、贵阳中医药大学、中日友好医院等16家科研、教学、医疗单位，对此项工作的大力支持！衷心感谢中国中医药出版社有关领导及华中健编审、伊丽萦博士及全体编校人员对丛书编写及出版的大力支持！

本丛书即将付梓之际，百余名作者感慨万千！希望广大读者透过本丛书，能够概要纵览中医药学术发展之历史脉络，撷取中医理论之精华，传承千载临床之经验，为中医药学术的振兴和人类卫生保健事业做出应有的贡献！

由于种种原因，书中难免有疏漏之处，敬请读者不吝批评指正，以促进本丛书不断修订和完善，共同推进中医药学术的继承与发扬！

《中医历代名家学术研究丛书》编委会

2016年9月

凡
例

　　一、本套丛书选取的医家，均为历代具有代表性或特色学术思想与临床经验的名家，包括汉代至晋唐医家 6 名、宋金元医家 18 名、明代医家 25 名、清代医家 46 名、民国医家 7 名，总计 102 名。每位医家独立成册，旨在对医家学术思想与诊疗经验等内容进行较为详尽的总结阐发，并进行精要论述。

　　二、丛书的编写，本着历史、文献、理论研究有机结合的原则，全面解读、系统梳理和深入研究医家原著，适当参考古今有关该医家的各类文献资料，对医家学术思想和诊疗经验，加以发掘、梳理、提炼、升华、概括，将其中具有理论意义、实践价值的独特内容阐发出来。

　　三、丛书在总体框架上，要求结构合理、层次清晰；在内容阐述上，要求概念正确、表述规范，持论公允、论证充分，观点明确、言之有据；在分册体量上，鉴于每个医家的具体情况不同，总体要求控制在 10 万～20 万字。

　　四、丛书每一分册的正文结构，分为"生平概述""著作简介""学术思想""临证经验"与"后世影响"五个独立的内容范畴。各分册将拟论述的内容按照逻辑与次序，分门别类地纳入以上五个内容范畴之中。

　　五、"生平概述"部分，主要包括医家姓名字号、生卒年代、籍贯等基本信息，时代背景、从医经历以及相关问题的考辨等。

　　六、"著作简介"部分，逐一介绍医家的著作名称（包括现存、已经亡佚又经后人辑复的著作）、卷数、成书年代、主要内容、学术价值等。

七、"学术思想"部分，分为"学术渊源"与"学术特色"两部分进行论述。前者重在阐述医家之家传、师承、私淑（中医经典或前代医家思想对其影响）关系，重点发掘医家学术思想的历史传承与学术渊源；后者主要从独特的学术见解、学术成就、学术特点等方面，总结医家的主要学术思想特色。

八、"临证经验"部分，重点考察和论述医家学术著作中的医案、医论、医话，并有选择地收集历代杂文笔记、地方志等材料，从中提炼整理医家临床诊疗的思路与特色，发掘、总结其独到的诊治方法。此外，还根据医家不同情况，以适当方式选录部分反映医家学术思想与临证特色的医案。

九、"后世影响"部分，主要包括"学术影响与历代评价""学派传承（学术传承）""后世发挥"和"国外流传"等内容。其中，对医家的总体评价，重视和体现学术界共识和主流观点，在此基础上，有理有据地阐明新见解。

十、附以"参考文献"，标示引用著作名称及版本。同时，分册编写过程中涉及的期刊与学位论文，以及未经引用但能体现一定研究水准的期刊与学位论文也一并列出，以充分体现对该医家研究的整体状况。

十一、附以丛书全部医家名录，依照年代时间先后排列，以便查检。

十二、丛书正文标点符号使用，依据《中华人民共和国国家标准标点符号用法》（GB/T 15834–2011）。医家原书中出现的俗字、异体字等一律改为简化正体字，个别不能对应简化字的繁体字酌予保留。

《中医历代名家学术研究丛书》编委会

2016 年 9 月

内容提要

杨士瀛，字登父，号仁斋，约生于南宋嘉定元年（1208），卒于咸淳十年（1274），三山郡（今福建省福州市）人，著名医家，福建四大名医之一，代表著作有《仁斋直指方论》《仁斋小儿方论》《仁斋伤寒类书》《医脉真经》等。杨士瀛出身于中医世家，自幼习医，对《内经》《难经》《伤寒论》等经典著作及历代医学名著悉心钻研，能融汇各家之长，且多有独到之处，在脉学、内科、儿科、伤寒等方面卓有成就，对后世有一定的学术影响。本书内容包括杨士瀛的生平概述、著作简介、学术思想、临证经验、后世影响等。

杨士瀛，字登父，号仁斋，约生于南宋嘉定元年（1208），卒于咸淳十年（1274），三山郡（今福建省福州市）人，著名医家，福建四大名医之一。杨士瀛出身于中医世家，自幼习医，对《内经》《难经》《伤寒论》等经典著作及历代医学名著悉心钻研，能融汇各家之长，且多有独到之处，在脉学、内科、儿科、伤寒等方面卓有成就，对后世有一定的学术影响。

杨士瀛学术思想深刻，著述颇丰，主要有《仁斋直指方论》《医脉真经》《察脉总括》《仁斋直指小儿方论》《脉诀》等。因年代较远，其书原版均已散佚。所幸明人朱崇正将前四部重刊，之后《四库全书》《鲍氏汇校医学四种》等也有部分重刊。现存著作有《仁斋直指方论》《仁斋小儿方论》《仁斋伤寒类书》《医脉真经》等。杨士瀛的著作，既有医学理论知识，又有临证各科诊疗经验；剖析病源，明辨病情，辨证翔实，说理清楚；因证释方，用药精当，颇有实用参考价值，曾为后世许多医家推崇，在中医学史上产生过重要影响。

现代也有医家、学者对杨士瀛的学术进行整理研究并重新出版其部分著作，或以论文形式探讨其学术思想和诊疗经验，但尚未见到对其学术思想和临证经验进行深入挖掘的研究专著。通过中国知网（CNKI）检索，近60年来有54篇关于杨士瀛学术思想和诊疗特色的研究论文见于医药期刊，其中期刊论文47篇，会议论文1篇，学位论文6篇，且内容零散、局限。论文重在探讨杨士瀛气血理论和儿科学术特点，对其痰饮理论、脏腑理论、选方用药特色、临床诊疗特色等，缺乏深入发掘和系统总结，不足以反映杨士瀛学术思想的全貌。有些学者还误将朱崇正"附遗"的内容归结为杨士瀛的学术内容。

杨士瀛理论造诣深厚，学术思想活跃，临证经验丰富，若要窥其全貌，还需精研原著，认真品味。因此，本次研究以研读杨士瀛现存的《仁斋直指方论》《仁斋小儿方论》《仁斋伤寒类书》《医脉真经》等著作为基础，参考历代相关文献，对杨士瀛学术思想和临床经验进行了系统整理和深入挖掘，全面提炼与整理归纳了杨士瀛的主要学术思想与源流，探讨了其具代表性、原创性的理论和学说，发掘了其独特的临床经验与特色诊疗方法。

本研究所采用的杨士瀛著作版本有：盛维忠等校注、福建科学技术出版社于1989年出版的《仁斋直指方论》和《仁斋小儿方论》，北京图书馆出版社于2005年出版的《中华再造善本丛书》之《仁斋伤寒类书》和《医脉真经》，林慧光主编、中国中医药出版社于2006年出版的《杨士瀛医学全书》。

在此衷心感谢所引文献的作者及支持本项研究的各位同仁！

陕西中医药大学　孙理军　何伟
2015 年 6 月

目录

杨士瀛

生平概述

杨士瀛，字登父，号仁斋，约生于南宋嘉定元年（1208），卒于南宋咸淳十年（1274），三山郡（今福建省福州市）人，南宋著名医家，福建四大名医之一，著有《仁斋直指方论》《仁斋小儿方论》《仁斋伤寒类书》《医脉真经》等。杨士瀛出身于中医世家，自幼习医，对《内经》《难经》《伤寒论》等经典著作及历代医学名著悉心钻研，能融汇各家之长，见解多有独到之处；在脉学、内科、儿科、伤寒等方面卓有成就。杨士瀛通晓医学理论，又有多科临证经验，其学术思想深刻且著述颇丰，为金、元、明、清许多医家所推崇，对后世医学的发展产生了较为深远的影响。

一、时代背景

杨士瀛出生于中医世家，生活于 13 世纪的南宋时期。两宋时期经济的繁荣，有力地促进了文化的发展和科学技术的传播，医学的发展也呈现出一派繁荣景象。尤其是随着医学研究重心转向临床，学术气氛逐渐活跃，学派林立，名家辈出。杨士瀛生活在这一特定的时代，受到多方面医学思想的影响，特别是宋代福建地区医学发展的"小环境"熏陶，最终成为一位杰出的医学家。

（一）社会背景

宋代福建地区医学的繁荣，有其重要的社会文化背景。宋代是福建文化的兴盛时期。两宋时期，由于南方未受战争破坏，农业、工商业得到进一步发展，科技文化也发展迅速。1078～1085 年，全国人口达到 20 万人的城市只有 6 座，而福州、泉州跻身其间，可见其发达程度。1127 年，宋廷南迁，定都临安（今杭州市），临安成为国家的政治经济文化中心，客观上对南方的经济发展起到了一定的促进作用，福建渐渐成为文化的中心，经济、文化、科技日益发达，人称"海滨邹鲁"（中国儒家文化的鼻祖孔子和孟子的故乡分别是春秋时期的鲁国和邹国，后人用"邹鲁"代指文化昌盛之地）。许多名流、官吏纷纷入闽，如南宋理学家朱熹在武夷山讲学四十余年，四方前来求学的学子多达数百人；同时引来许多知名学者纷纷聚集武夷山创办书院、学堂，使武夷山成为南宋时期的一座文化名山。福建建阳的麻沙，在宋代是闻名遐迩的刻书中心，麻沙版图书畅销全国，驰名九州。其刻印书籍的数量居全国之冠，有"图书之府"的美誉，与当时的临安、成都并称三大雕版印刷中心。

由于宋代福建地区具有政治安定、经济发展、文化繁荣、对外开放的社会条件，造就了许多杰出人才。正史列传所载的有籍可考的人物，其中属福建籍的，北宋95人，占该时期总数的6.5%；南宋93人，占其时总数的14.5%。在宋代319年中，录取进士3万余名，福建籍7600多名，占宋代进士总数的近1/4。其中官至宰相者达数十人，登科者不乏佼佼者，如朱熹、柳永、蔡襄、李纲、曾公亮、杨亿等，他们中的许多人精通岐黄之术，后来成为著名的医家，如苏颂、宋慈、朱端章等。有些知医的文人，如蔡元定、郑樵、真德秀等，也有医药著述存世。宋代福建地区人口比例占全国的5%～8%，所中进士却占了24%，状元占了1/120。与此相应，宋代福建也出现了不少医药学家，如药物学家苏颂，通晓医药学的史学家、学者郑樵，反对巫祝、普及医学知识的刘彝，世界法医学鼻祖宋慈，政治活动家兼医药学家庄绰，医学名家钱闻礼、杨士瀛，外科名家李迅，妇产科名家朱端章等。

宋代福建地区中医药的繁荣，既有其自身发展的内在要求，又有当时社会政治、经济、文化、科技发展的鲜明特色。宋代之前，福建地荒人少，经济落后，文化不发达，福建医药学在总体上仍以民间经验医学为主，在理论医学上与中原地区相比，仍显落后。到宋代，随着中原文化和医学的不断南传，福建境内兴修水利，开垦荒地，精耕细作，推广良种，经贸交流日渐兴旺。宋代科技日益发达，火药、指南针、活字印刷的应用，促进了社会生产力的提高。两宋时期，随着福建地区经济文化的迅速发展，医药学知识的普及与发展也进入一个空前繁荣的阶段，在某些方面形成了地方色彩浓厚的医药学理论和临床诊治方法。当时福建地方政府设立官立药局，有医有药，便利群众看病。庆历六年（1046），福州太守蔡襄请医师何希彭选编《圣惠选方》，公布于衙门左右，让人们选用。各县也都建有"养济院"，负责收容老、弱、病、残者，对麻风病患者已懂得采取隔离疗法。由于泉州是当时世界大贸易港口之一，许多医药商品经此进出中国，与东南亚、非洲、阿拉伯等地互通贸易，也促进了福建医药事业的发展。由于福建雕版印刷业的发展和泉州海上交通贸易的兴盛，许多书商集编、校、印、售于一身，不仅有家学渊源和刻书传统，而且与从中原躲避战火迁至福建的能工巧匠一起，形成了熟练而数量庞大的刻印人才队伍，为闽版医书的出版，以及福建中医药学的普及与发展奠定了技术与人才基础，随着福建地区医药学的繁荣，学术气氛逐渐活跃，学派林立，名家辈出，涌现出一批杰出的医药学家和民间名医，他们编写了一大批闻名国内外的医药学书著。宋代福建医药著作有50多种，如北宋庆历六年（1046），闽县人何希彭编《删订太平圣惠方》100卷；嘉祐六年（1061），同安人苏颂编撰《图经本草》21卷；庆元二年（1196），泉州人李迅编著《集验背疽方》1卷（为现存最早的外科方药专著）；淳熙十一年（1184），长乐人朱端章著《卫生家宝产科备要》8卷（被称为"产科之荟萃，医家之指南"）。南宋淳祐七年（1247），建阳人宋慈著《洗冤集录》（世界现存第一部法医学专著）5卷等。他们开展了对《伤寒论》及内科、外科、妇科、儿科等的系统研究，从而使宋代福建医药学在中国医药学发展史上占有重要地位，并对后世产生了积极的影响。可见，福建医学史上的"四大名医"中，就有苏颂、宋慈、杨士瀛 3 位出现在宋代（注：另一位是清代陈修园），这绝不是一个偶然的现象。

杨士瀛生活在南宋末年，宋代福建地区医学发展的"小环境"对于杨士瀛学术思想的形成影响较大。纵览杨士瀛所撰的《仁斋直指方论》《仁斋伤寒类书》《仁斋小儿方论》《医脉真经》等著作，其撰述内容不但有宋代临床医学在内、外、妇、儿各科及《伤寒论》研究的成就，也有杨士瀛自己的家学治验，他的医学思想、临床治验和学术著作得益于福建地区文化发展的优势，不但是对宋代医学理论和临证经验的总结和补充，也是宋代医家医学思想与临床辨证论治思路的体现，同时反映了当时福建地区医疗实践的水平。

（二）科技背景

宋代科技兴盛的肥沃土壤，是杨士瀛学术思想形成的重要基础。宋代是我国古代经济、文化、科技发展的全盛时期，也是中医药发展的黄金时期。中华民族具有悠久的文化传统，勤劳的祖祖辈辈积累了丰富的历史遗产，为宋代科学技术的繁荣昌盛准备了肥沃的土壤。宋朝建立后，为避免唐"安史之乱"以来藩镇割据和宦官乱政的现象，历代君主均采取了"重文轻武"的文教政策。随着该政策的实施，逐渐形成了中国封建社会中少见的"文治"局面，培育了科技文化发展的有利环境，对古代中国社会发展产生了重要影响。经济繁荣程度可谓前所未有，农业、印刷业、造纸业、丝织业、制瓷业、航海业、造船业均有重大发展。而宋代政治经济的发展，既为科技兴隆提供了物质基础，更为科技的进一步发展提出了迫切要求，并使宋代的科学技术水平达到封建社会的鼎盛。闻名于世的三大发明指南针、印刷术和火药，到宋代又有了划时代的发展；天文、数学、历法、地理、农艺、建筑等各个领域的探索与成就，都达到了可喜的水平，不仅超越前代，而且在当时处于世界领先地位。如《梦溪笔谈》《营造法式》《洗冤录》等，都是当时世界闻名的科学技术著作。著名史学家陈寅恪言："华夏民族之文化，历数千载之演进，造极于赵宋之世。"英国现代杰出科学家、史学家李约瑟博士在其巨著《中国科学技术史》中曾指出，中国封建社会的科技发展，到宋代已经呈现巅峰状态，在许多方面实际上已经超过了18世纪中叶工业革命前的英国或欧洲水平。"每当人们在中国的文献中查找一种具体的科技史料时，往往会发现它的焦点在宋代，不管在应用科学方面或纯粹科学方面都是如此"。

（三）医学背景

宋代科技的发展，也为医药学的进一步发展创造了条件。宋政府对医药事业给予了空前的关注，不仅表现在朝廷决策人士对医药活动的倡行和参与上，还反映在兴办医学教育、广征医学资料、整理和校正医书、颁布医药法令等方面。诸项举措为宋代医学的发展提供了直接动力，宋代医家在前代的理论和实践基础上，结合自己的阅历和临证体会，勇于探索，提出了许多独到见解，在各抒己见、百家争鸣的氛围中，医学出现了理论上的创新，临证各科得到了空前发展，涌现了一批在中国医学史上有重要影响的医药学家和著作。宋代的医药分科比过去更完备，每科几乎都有名医和名著。元丰五年（1082），唐慎微所撰《经史证类备急本草》，所收药物种类为唐代《新修本草》的一倍；宋徽宗时审定的《和剂局方》，是中国由国家颁布的第一部配方手册；王惟一所著《铜人腧穴针灸图经》3卷，标志着针灸学的重大进步；苏颂的《本草图经》，将本草的品种与应用范围向前推进一大步，比欧洲人的早400年，是世界上第一本有图的本草名著；太医局将产科、眼科等单独设科，是医学史上的重大进步；陈无择的《三因极一病证方论》，在中医病因学方面提出了著名的"三因学说"；钱乙的

《小儿药证直诀》，是中医学第一部儿科专著，也是理论与实践结合的名著；宋慈的《洗冤集录》，是世界上最早的法医学专著。

任何医家的成长和医学成就，都和他所处的历史环境分不开，杨士瀛也不例外。宋代医学的蓬勃发展，为杨士瀛的医学研究与实践提供了肥沃的土壤。他博览群书，悉心钻研《内经》《难经》《伤寒论》等上溯秦汉、魏晋、南北朝，下至隋唐以下的诸家医籍及历代医学论著，穷究医理，注重临床实践，融会贯通各家之长而自成一家，在脉学、伤寒、儿科、内科杂病等方面取得了较大成就。

综上所述，杨士瀛学术思想的形成和学术成就，和他所处的社会历史环境密切相关。两宋时期经济的繁荣，促进了文化发展和科学技术的传播，以及医学的发展。随着医学研究重心转向临床，学术气氛逐渐活跃，学派林立，名家辈出，特别是宋代福建地区医学发展"小环境"的熏陶，使杨士瀛最终成为一位杰出的医学家。

二、生平纪略

（一）生平简介

杨士瀛，字登父，号仁斋，约生于南宋嘉定元年（1208），卒于南宋咸淳十年（1274），三山郡（《闽书》题为怀安故县，今福建省福州市）人。关于杨氏的生卒年代，历代史书皆未详细记载，仅见《福州市志》言其生活在南宋嘉定、咸淳年间（1208～1274），但并无具体叙述。关于杨士瀛生平可证之文献不多，只能从一些文献与藏书目录中了解其大概情况。

杨士瀛的生平，《宋史》未见记载。宋·梁克家所撰《三山志》虽为现存最早的福州地方志，但因其成书于1182年，早于杨士瀛生活的时代，自然也不可能记载。杨士瀛之后现存最早的福州地方志，为明正德十六年

（1521）《福州府志》。关于杨士瀛的生卒年，历代福州府志、《四库全书》及各种医学史著作多有记载，惜皆点到而已，语焉欠详。余慎初的《闽台医林人物志》也仅载："杨士瀛，字登父，号仁斋，怀安（今福州市）人。世业医学，自幼矢志学医，博览群书，悉心钻研《内经》《难经》《伤寒论》等古医书以及历代名医著作，并能融会贯通，独树一家之言。有医学著作多种：《伤寒类书活人总括》七卷、《仁斋直指方论》二十六卷、《医脉真经》二卷、《仁斋小儿方论》《察脉总括》等。"就连专事论述福建医家的《福建四大名医》中，对于杨士瀛生平的介绍也只有寥寥数语。

　　《中国医籍考》载有李辰拱《胎产救急方》的自序："延平正心李辰拱壮岁游三山，获从仁斋杨先生游，气味相投，因以《伤寒总括》见授……来归旧隐，乃取先生《活人治例》演而伸之，编为《伤寒集成方法》，研精覃思，三十余年，方克成编。靖思先生所刊《活人总括》《直指方论》《医学真经》《婴儿证治》传施四方，家传人诵，独于胎产一科阙焉。遂采撮古今效验方书，为《胎产救急方》……延祐五年戊午暮春之初。"据此可知，李辰拱壮年时期曾跟随杨士瀛学医，杨氏授其《伤寒总括》，李氏专心研习30余年后编成《伤寒集成方法》（惜已亡佚）一书，之后又因杨士瀛的著述中独缺胎产科，故采撮验方，集成《胎产救急方》一书，刊行于元代延祐五年。延祐五年为1318年，按其序言可知此时杨氏已过世，往前推算30余年，则李氏当在1280年左右跟随杨氏学医。据载1276年元军攻克临安，宋端宗赵昰在福州被拥为宋主，同年元军又攻克福州，端宗经海道退守泉州。1276年福州已为元军所控制，当时很多汉人选择归隐山林。李氏自序中所言"来归旧隐"，很可能是指其在1276年前跟随杨士瀛学医，而在1276年后回到故乡延平隐居。此时李氏正值壮年，其既言与仁斋先生"气味相投"，杨士瀛的年龄应当不比他大很多，至多在50岁左右，依此有人推测杨士瀛当出生于1225年前后，其生活的年代在1225～1318年之间，但还需要进一步考证，其他有关杨士瀛的生存年代均记载其约生于南宋嘉定元年（1208），卒于南宋咸淳十年（1274）。

杨士瀛出身于世医之家，自幼习医，至士瀛，医术尤精，声名远扬。其父辈、祖辈等世代业医，虽未在医学史上留名，但杨士瀛从小在这样的环境中耳濡目染，潜移默化，加之天资聪颖，勤奋博学，长于思辨，博览群书，博采众方，融会贯通各家之长而自成一家，学验俱丰，多有创见，且勤于笔耕，著述颇多，不但是一位临床家，也是一位医学理论家。其学术思想和临证经验，为金、元、明、清许多医家所推崇，对后世医学的发展产生了深远的影响，金元明清以降，学者多尊其说。

（二）学术成就

杨士瀛之学术，源于《内经》《难经》《伤寒论》等，上溯秦汉、魏晋、南北朝，下至隋唐以下的诸家医籍，莫不搜览殆遍。他对《内经》《难经》《伤寒论》等古典医籍及历代医学名著研究颇深，穷究医理，博采各家之长，悉心钻研，多有独到之处；且注重临床，融会贯通各家之长而自成一家，在脉学、伤寒、儿科及内科杂病方面有一定成就。如杨士瀛在《医脉真经》中谈到："首察脉总论，次论脉诀，次论七表脉，次论八里脉，次论九道脉。"杨士瀛在总结晋·王叔和脉学理论的基础上，又提出三部九候论、脏腑部位论、诊候论、脉病消息论等见解，多发前人所未发；杨士瀛对小儿惊风的论述颇具卓见，提出"治搐先于截风，治风先于利惊，治惊先于豁痰，治痰先于解热"之说，对后世医家很有启迪；第一次生动地描述癌的形状、病理及治则。杨士瀛不仅知识全面，医术高明，而且在医学理论的探讨创新上也做出了重要的贡献。例如"感冒""梅核气"等病名，最早见于《仁斋直指方》中，并且有相应的治法方药。又如其临证重视气血，提出"气为血之帅""调气为上，调血次之"等观点，被历代医家所引用。他本人被多次载入不同时代的各种版本中医名医传记中，其学术理论，处方用药也常常被提及。如在《医学入门》中，李梴将杨士瀛列为"德医"，并大量引用杨士瀛著作的内容。

杨士瀛于 1260 年著成《仁斋伤寒类书》7 卷、《仁斋小儿方论》5 卷，于 1261 年著成《医脉真经》2 卷，于 1264 年著成《仁斋直指方论》26 卷。杨士瀛擅长内科杂病和儿科，并兼妇科、外科于一身，是一名具有多科临证经验的医家。其医书辨证翔实，说理清楚，方药创新，简明当读，实为不可多得的临床手册和行医指南。杨士瀛在《仁斋直指方论》序中云："天将寓其济人利物之心，故资我以心通意晓之学。既得于天，还以事之，是盖造物初心之所期也。"故其"剖前哲未言之蕴，摘诸家已效之方，济以家传，参之《肘后》"，编著成书，目的在于，"使读者心目了然，对病识证，因证得药，犹绳墨诚陈之不可欺，庶几仁意周流，亹亹相续，非深愿欤"。可见，杨士瀛治医，济人利世，清廉高洁，言行一致。关于杨士瀛从医经历及年谱等更详细的内容，目前尚无从考证。

杨士瀛

著作简介

　　杨士瀛所撰著作颇丰，为时人所重，广为流传。但因年代较远，其书原版均已散佚。所幸明人朱崇正将前四部重刊，后《四库全书》《鲍氏汇校医学四种》等也有部分重刊。故现存著作有《仁斋直指方论》《仁斋小儿方论》《仁斋伤寒类书》《医脉真经》等，其具体著作情况尚有待考证。

　　据《中国医籍考》记载，杨士瀛的著作有5种：《杨氏（士瀛）脉诀》1卷（未见）、《杨氏（士瀛）活人总括》7卷（存）、《杨氏（士瀛）仁斋直指方》26卷（存）、《杨氏（士瀛）医学真经》20卷（佚）、《杨氏（士瀛）婴儿指要》5卷（未见）。其中《婴儿指要》即《仁斋小儿方论》，而杨氏《脉诀》1卷、《医学真经》20卷，丹波氏均未见到。这两部书与现存的《医脉真经》2卷，是否为同一著作？考现存的《医脉真经》（2卷）卷二"药象门"为朱崇正新增，实则仅为1卷，主要论述脉学内容，很可能丹波氏所言的《脉诀》1卷就是此书。又考《经籍访古志》收录有《仁斋直指方论》26卷，《小儿方论》5卷（缺三、四、五卷），《伤寒类书活人总括》7卷和《医学真经》1卷；明弘治年间《八闽通志》记载杨氏"尝著《活人总括》《医学真经》《直指方论》行于世"；万历年间《福州府志》亦言"著《活人总括》《医学真经》"；清康熙年间《宋史艺文志补》言杨士瀛著有"《医学真诠》二十卷，《活人总括》十卷，《仁斋直指附遗方》二十六卷"；乾隆年间《福州府志·人物》记载杨士瀛"尝著《活人总括》《医学真经》《直指方论》"，而在该书的"艺文"篇又记载杨士瀛著有"《医家真诠》二十卷，《活人总括》十卷"。由上可知，除《仁斋直指方论》《仁斋小儿方论》《仁斋伤寒类书》之外，史书所记载的杨士瀛著作，尚有《医学真经》《医学真诠》和《医家真诠》3种。而仔细参照对比可知，这三者应实指同一书——《医学真经》，盖其字体相像、刻板失误而使名异耳。现行《医脉真经》2 卷（朱崇正新刊附遗本），应当为《医学真经》原书的辑佚本，至于该书原版是 1 卷本、2 卷本，还是 20 卷本，尚有待考证。

有学者根据《中国医籍考》的记载，认为杨士瀛还著有《察脉总括》1 卷，经核查后发现《中国医籍考》确实记载有"《察脉总括》一卷（存）"，列在"《杨氏（士瀛）脉决》一卷（未见）"条目之后，书名前并未附上"杨氏（士瀛）"4 字，可知此又别是一书，非杨士瀛所作，可能是因为《医脉真经》第一篇篇名为"察脉总括"，而误将此书归为杨士瀛著作。曾随杨士瀛学医的李辰拱，证明杨士瀛的著作当为 4 种。如其曾言"先生所刊《活人总括》《直指方论》《医学真经》《婴儿证治》传施四方"。

综上可知，杨士瀛著作应为《仁斋直指方论》《仁斋小儿方论》《仁斋伤寒类书》和《医学真经》4 种。其书原版多已散佚，现在比较通行的版本，是明代嘉靖年间朱崇正重刊的《新刊仁斋直指医书四种》。下面将杨士瀛现存著作的主要内容、学术价值及版本情况做一简要介绍。

一、《仁斋直指方论》

《仁斋直指方论》，又名《仁斋直指》《仁斋直指方》《新刊仁斋直指附遗方论》，共 26 卷，撰于南宋景定五年（1264）。此书是一部以介绍内科杂病证治为重点的临床综合性医书。卷一为总论。卷二为证治提纲。卷三为诸风（附胃风、伤风、破伤风）、寒、暑、湿（附瘟疫）。卷四为风缓（附痪证）、历节风（附痹证）、脚气（附足跟痛）。卷五为诸气（附梅核气、积聚、癥瘕、痞块）。卷六为心气、脾胃（附腹痛、胁痛、内伤、伤食、调理脾胃）。卷七为痰涎、水饮、呕吐（附噎膈、痞满、吞酸、六郁）。卷八为咳嗽（附肺痿、肺痈）、喘嗽、声音。卷九为虚劳、虚汗、劳瘵。卷十为漏浊、梦泄。卷十一为眩晕、惊悸。卷十二为痎疟。卷十三为霍乱吐泻、泄泻。卷十四为泄痢、脱肛。卷十五为积热（附火证）、痼冷、秘涩。卷十六为五疸、诸淋。卷十七为消渴、胀满、虚肿。卷十八为身体、腰、肾气、木肾。卷十九为肾脏风痒、头风。卷二十为眼目。卷二十一为耳、鼻、唇舌、咽喉、齿。卷二十二为痈疽、乳痈、癌、瘤、瘰、疔疮、瘰疬、瘿瘤、漏疮。卷二十三为肠痈、肠风、诸痔、便毒。卷二十四为瘾疹风、丹毒、癞风、瘢风、诸疮、疥癣。卷二十五为诸虫、蛊毒、挑生（附跌仆损伤）。卷二十六为妇人（附子嗣）、血、诸血（附诸杂方）。

该书将诸科病证分为72门，每门之下，均先列方论论述病因病机、证候表现、疾病分类、治疗法则等；次列证治，条陈效方，各明其主治病证、方药组成、药物修制方法、服用注意事项等。该书主要融会前人效方及自家经验，据证释方，对内科杂病证治综合论述，对五脏阴阳虚实、营卫气血、脉病顺逆等逐一阐释，剖析病源，极为详细。其收集之方区别不同的病证，据证释方多为经方和历代效方，尤其善于总结自己遣方心得和家传经验，采摭既富，选择亦精，其内容条理清晰，使读者明白易晓，心目了然，对病识证，因证得药，切合实用，简明直指，对后世多有启发。书名"直指"，正如本书自序所云，取"明白易晓之谓直，发踪以示之谓指"，故名《仁斋直指》，示读者以规矩准绳，为其代表作。

考《仁斋小儿方论·初生》云："然小儿病状亦不止乎泻痢，如《直指方论》前后编集诸病证治，小儿类有之。"《仁斋小儿方论·痰嗽》又云："痰涎方论，《直指》讲之详矣……余方见《直指方》痰饮类择焉。"可知在《仁斋小儿方论》刊行（1260年）之前，《仁斋直指方论》的大体内容已完成，或因其卷帙浩繁，财力物力有限，或在之后又多加修订，方于1264年刊行。基于此，可推测杨士瀛著述《仁斋直指方论》所耗费的时间精力，可能比其他著作更多些。本书原刊本已佚，现存版本主要有元环溪书院刻本（残）、明嘉靖黄镀刻本（嘉靖二十九年，1550 年，朱崇正附遗）、朝鲜古活字本复制本、《四库全书》本、清抄本、日本抄本等，并见于《仁斋直指医学四种》《四库全书》等。中文简体校注本，有 1989 年福建科学技术出版社校注本、2006 年中国中医药出版社《杨士瀛医学全书》本及 2006 年第二军医大学出版社校注本，三者均以明朱崇正刻本为底本。

二、《仁斋小儿方论》

《仁斋小儿方论》，又名《仁斋直指小儿方论》《仁斋小儿方》《婴儿指要》，共 5 卷，撰于南宋景定元年（1260）。此书是继宋·钱乙《小儿药证直诀》后又一部儿科专著。卷一为初生、变蒸、惊、惊热、胎惊、定惊。卷二为慢惊、急慢脾风、客忤、惊风杂治、中风、痉瘛、发痫。卷三为疳、积、热。卷四为伤寒、寒疟、虚寒、虚汗、痰嗽、喘咳、脾胃、吐泻、腹痛、肿胀、大小便诸证、丹毒、吐衄、杂证。卷五为疮疹（附诸贤论、痘图式）。

该书论述新生儿生理、病因病机，以及惊风、中风、疳、积、伤寒、痰嗽、脾胃病、丹毒、杂证、疮疹等证治方论。书中所论，遵循经典，据病识证，因证施方，尤详小儿惊、疳、泻、痢难治四证，以惊风和疮疹证治为特色。其以"四证八候"辨证论治小儿惊风，别具特色，论述颇为精当。杨士瀛在儿科论治上创见颇多，提出热盛生痰，痰盛生惊，惊盛生风，风盛生搐；治搐先于截风，治风先于利惊，治风先豁痰，治痰先于解热的学术见解，对后世儿科医家颇有启发。杨士瀛反对用泻下药品治疗痘疹，主要用温热药物并特别强调痘疹前后的护理，反对采用朱砂、水银一类药物治疗小儿胎毒等，颇为后世儿科医家所推崇。朱崇正认为，其论"造理甚明，立方精粹，超迈于群书之右，实痘科之要典也"。

本书原刊本已佚，今存本为环溪书院刻本（残）、明代朱崇正重校复刊本（明嘉靖黄镀刻本），复刻时补入第五卷小儿痘疹，主要内容引自明·魏直《博爱心鉴》一书，并改题书名为《新刊仁斋直指小儿附遗方论》，收入《杨仁斋著作三种》中；还有民国间璋书局石印本及日本抄本等。中文简体校注本，有1986年福建科学技术出版社校注本、2006年中国中医药出版社《杨士瀛医学全书》本。

三、《仁斋伤寒类书》

《仁斋伤寒类书》，又名《伤寒类书活人总括》，简称《活人总括》，共7卷，成书于南宋景定元年（1260）。此书乃杨士瀛总括张仲景《伤寒论》、朱肱《伤寒类证活人书》两书的内容，结合自己的学术见解编成。

此书卷一为活人证治赋，主要论述外感风、寒、暑、湿、热诸种脉证治法，区分病证表里脏腑受病深浅，内容有论风寒暑湿温热诸种脉证治法、论阴阳虚盛表汗里下及表里余证、论随变随应不可拘以日数及荣卫腑脏受病浅深、论一证之中有表有里、论病在三阴当温病在胸膈可吐及合病并病治法、论审证投药三可轻用、论脉证顺逆及诸恶证不治、论变例法当通变8条，附司天在泉五运六气之图、伤寒脉法指掌图。卷二为伤寒总括，主要论述伤寒六经病证的辨证用药，内容有调理伤寒统论、阴阳虚盛用药辨义、表里虚实辨义、六经用药格法4条。卷三为伤寒证治，论述表里、汗、下、温等法的运用，以及春温、夏热、风温、湿温、风湿、中湿、温毒、中暑、痉病、温疟、疫疠、痰证、虚烦脚气等病的证治，内容有表里汗下二证、三阳三阴脉、三阳外证、三阴外证、汗下温正法、变汗法、变下法、变温法、伤寒伤风脉证、伤风见寒伤寒见风脉证、二阳合病、太阳阳明并病、春温夏热、风温湿温、风湿中湿、温毒中暑、痉病温疟疫疠、痰证伤食类伤寒、虚烦脚气类伤寒 19 条。卷四分述发热、潮热、寒热、寒热似疟、热多寒少、汗后寒热、下后有热、恶风、恶寒、背恶寒、四逆、厥、头痛、项强、咽痛、身痛、腹痛胀、奔豚动气、腹满、胸胁满、胁痛、自汗、无汗、头汗出、手足汗、不得汗、不可汗、不可下 28 条病症的证治。卷五分述懊恼、痞、结胸、气短、喘、咳嗽、咳逆、干呕、呕吐、吐血、衄血、脓血、发黄、发斑、舌白苔、口燥咽干、烦躁、渴、漱水不咽、可与水、小便自利、遗溺、小便难、大便下利、霍乱、失音 26 条病症的证治。卷六分述怫郁、冒眩、心动悸、发狂、直视、谵语、摇头、战栗、瘈疭、筋惕身𥆧、不仁、不得眠、多眠、瘥后昏沉、饮酒复、寻衣摸空、百合、脏结、两感、蛔厥狐惑、阴阳易阴阳交、阴毒阳毒、阳证似阴阴证似阳、阴盛隔阳 24 条病症的证治。卷七介绍小柴胡汤加减法、伤寒诸笃证、伤寒别名、伤寒戒忌、药有寒温相济、据脉、警省、药方、产妇伤寒、小儿伤寒 10 条内容。

本书每一条目之前，将主要内容编为歌诀贯其首，以提纲挈领，便于后学记诵，有利于医学知识的普及与传播；对温热病辨治较为详细，指出了中暑与夏月热病证治的异同、风温与湿温的脉象区别和选方差异，以及痉病、温疟、瘟疫等病的证治；除《伤寒论》所论证候外，还补充了不少临床常见的证候，并因证选方用药，用方除《伤寒论》方剂外，还选用了桂枝石膏汤、柏子升麻汤、人参败毒散、香薷散、黑膏方、疟母煎丸等清热祛暑解毒方剂。

本书原刊本已佚，现存版本有元刻本（残）、明嘉靖二十九年（1550）朱崇正刻本（明嘉靖黄镀刻本）、《四库全书》本、清道光八年（1828）鲍泰圻重校活字本等，并见于《鲍氏汇校医学四种》《仁斋直指医学四种》《四库全书》等。中文简体校注本，有 2006 年中国中医药出版社《杨士瀛医学全书》本。

四、《医脉真经》

《医脉真经》，又名《医学真经》《杨氏脉诀》等，约成书于宋景定二年（1261），刊于景定三年（1262），现存2卷。其中，卷一所附杂证脉、证治图及卷二药象门为朱崇正新增，多为李杲《东垣试效方》内容。

卷一察脉总括，先阐述三部九候论、脏腑部位论、诊候论、脉病消息论、脉病逆顺论五论；脉诀论述脏腑定位，以及七表、八里脉状，七表、八里主病；七表脉、八里脉、九道脉。卷末所附杂证脉等论述诸脉机理与脉象；附遗篇有五脏脉候虚实冷热引经用药证治图。卷二为药象门，论述用药法度。

本书以《脉诀》为本，参宋以前诸家之言，撷其精华，去其谬误，发前人所未发。杨士瀛谈到，此书是"发先哲未尽之言而揆之理，约诸子异同之说而归之正"。因此，颇受后人重视。

本书原刊本已佚，现存版本有元刻本（残）、明嘉靖二十九年（1550）黄镀刻本、清抄本、日本抄本，并见于《鲍氏汇校医学四种》《仁斋直指医学四种》《四库全书》等。中文简体校注本，有2006年中国中医药出版社《杨士瀛医学全书》本。

杨士瀛

学术思想

　　杨士瀛擅长内科杂病和儿科疾病，并兼妇科、外科于一身，是一名具有多科临证经验的医学家。他先后著有多部医学著作，于1260年著成的《仁斋伤寒类书》，主要概括张仲景《伤寒论》、朱肱《伤寒类证活人书》两书的内容，是结合自己的学术见解编成的伤寒研究专著；《仁斋小儿方论》为其结合钱乙等人的学术精华与自己的见解加以发挥而成的儿科专著。1264年所著的《仁斋直指方论》，乃杨士瀛融会前人效方及自家经验所著的内科杂病综合专著，是杨士瀛最具代表性的学术著作，评价更胜于前者，为金、元、明、清众多医家所推崇。杨士瀛家族世代业医，治学严谨，学验俱丰，论治上创见颇多，给历代医家提供了实用、有效的理论和方药。直至今日，《仁斋直指方论》仍不失为一本有参考价值的临证手册和行医指南。为了更好地探讨和把握杨士瀛的学术思想，本章重点就杨士瀛学术思想的学术渊薮和学术特色总结如下。

一、学术渊源

　　杨士瀛生活于13世纪的南宋时期，这一时期的社会政治条件、经济文化状况、科技发展水平，以及医学各科的成就，尤其是福建地区医药繁荣的盛况，不但为其学术思想的形成造就了浓郁的治学氛围，而且提供了充足的文献资源和研究实践条件。如其在《仁斋小儿方论》序言中所述："余每见人以疾痛为忧，财匮者无力召医，力到者无医能疗，杂药遍尝，付性命于一掷，未尝不为之扼腕焉。于是窃暇灯窗研精脉法，上稽灵素之书，下及汤液之论……与夫晋宋而下诸贤之所撰次者，搜览追尽……本之前圣大贤之方论，参之闻人高士之见闻，得之先畴已试之效，虚实补泻之辨。"杨士瀛著书立说，济人利世，结合家传学验，探索创新，将学术思想与心得示范于人。如杨士瀛在《仁斋直指方论》序中云："剖前哲未言之蕴，摘诸家已效之方，济以家传，参之《肘后》，使读者心目了然，对病识证，因证得药，犹绳墨诚陈之不可欺，庶几仁意周流，亹亹相续，非深愿欤！"可见，杨士瀛的学术思想，深受《内经》《难经》《伤寒杂病论》等医学经典和晋唐以后诸家名著的影响，且将其学说融会贯通，独树一家之言。这一点在其现存几部著作，如《仁斋直指方论》《仁斋小儿方论》《仁斋伤寒类书》《医脉真经》中都有充分的体现。遍览杨士瀛的学术著作，其中所及文献名有《素问》、《灵枢》（又称《针经》《黄帝针经》）、《难经》、《伤寒论》、《金匮要略》、《汤液》、《巢源》（即《病源》）、《脉经》、《脉诀》、《肘后》、《千金方》（《千金要方》《千金翼方》）、《颅囟经》、《金匮玉函》、《集验》、《幼幼新书》、《小儿药证直诀》、《南阳活人书》（又名《伤寒百问》《活人书》，即《伤寒类证活人书》）、《兰室秘藏》、《易简方论》、《外台秘要方》、《春秋》、《道经》、《释名》、《书》、《周礼》、《素问病机气宜保命集》、《素问玄机原病式》、《玉匮金钥》、《和剂方》、《局方》、《病机机要》、《宣明论方》、《圣惠方》、《三因方》、《疠论》、《夷坚志》、《脾胃论》、《证治论》、《信效方》、《本事方》等；所涉的医家、史学家有扁鹊、仓公、张仲景、华佗、孙思邈、王焘、班固、王叔和、钱乙、刘昉、朱肱、董汲、张涣、初虞世、苏澄、陈文中、刘完素、刘元宾、庞氏、孙用和等，杨士瀛对上述诸家的学术思想有崇有贬。其中提及最多、最为推崇、受其影响最大的，是《内经》《难经》《伤寒论》《金匮要略》《伤寒类证活人书》《千金要方》《千金翼方》等。杨士瀛的突出学术贡献，在于内科杂证、儿科病证及伤寒方面。因此，对杨士瀛学术思想影响最大者，当推《内经》《伤寒杂病论》《伤寒类证活人书》《小儿药证直诀》等。

（一）继承《内经》

《内经》是我国现存医学文献中较早的经典著作，也是迄今为止地位最高的中医理论经典巨著。《内经》创立了中医学术体系与范式，系统地阐述了人的生理、病机及疾病诊断、防治等问题，确立了中医学的理论原则，奠定了中医学的理论基础，一直被奉为中医学的"圭臬"，成就了历代无数医学家的成长，杨士瀛也不例外。

《内经》作为杨士瀛学术思想的渊薮，体现于其所有著作的字里行间，是杨士瀛学术思想的主要理论依据。如《素问·六节藏象论》指出人以五脏为本，着眼于脏腑的生理功能和与之相联系的心理活动、形体官窍、自然界物象等界定脏腑，诠释了藏象的基本内涵，构建了以五脏为核心的人体五大系统，揭示了人体内在脏腑与外观形象之间的有机联系，为临床各科辨证论治提供了理论依据。《仁斋直指方论》卷一，开篇即融合多篇《内经》有关藏象的内容，详细阐述了"五脏所主论""五脏阴阳虚实论"。阴阳五行理论，作为古代哲学观和方法论引入《内经》后，成为理解中医理论的一把钥匙，几乎贯穿于《内经》全书各篇，其中专篇论述者有《素问》的"阴阳应象大论""金匮真言论""阴阳离合论""五运行大论""阴阳别论""阴阳类论"，以及《灵枢》"阴阳系日月"等。杨士瀛在《仁斋直指方论》卷一，综合《内经》多篇内容，论述了"诸阴诸阳论"。

对于气血理论的发挥与应用，也是杨士瀛学术思想的一大特色，是其继承《内经》理论的突出体现。《灵枢·本脏》曰："人之气血精神者，所以奉生而周于性命者也。"《素问·调经论》云："人之所有者，血与气耳。"又说："血气不和，百病乃变化而生。"指出气血为维持人体生命活动最宝贵的物质。杨士瀛在《仁斋直指方论·总论》"血荣气卫论"条中说："人之一身所以得全其性命者，气与血也……血气者，其人身之根本乎。"他所强调的气血在人体生命中的重要作用，显然源自于《内经》并在其基础上进一步阐述了气血之间的密切关系，开宗明义地提出"盖气者，血之帅也，气行则血行，气止则血止，气温则血滑，气寒则血凝，气有一息之不运，则血有一息之不行"（《仁斋直指方论·血荣气卫论》），发展了《内经》的气血理论。杨士瀛对于气血理论给予了特别重视，如《仁斋直指方论》卷一有"血荣气卫论""男女气血则一论"；卷二 53 条证治提纲，与血相关者就有 9 条，卷二十六"血"下又专设血论、血疾证治，"诸血"下设有诸血方论、衄血、咯唾血、咳嗽血、牙宣血、肌衄、溺血、便血等。从而全面论述了气血的生成、运行、相互关系，以及气血疾病的病因病机、临床证候及辨证要点，并秉持调治气血的理念于临证，将气血理论广泛运用在内、外、妇、儿各科疾病的辨证施药中，是已知运用气血理论进行辨证施治的较早医家，对后世影响很大。杨士瀛的许多气血理论观点，至今仍然有效指导着临床。

杨士瀛重视脾胃的学术思想，也是受《内经》的影响。《内经》对脾胃有多方面的论述，如《素问·灵兰秘典论》指出："脾胃者，仓廪之官，五味出焉。"《素问·平人气象论》说："人以水谷为本，故人绝水谷则死，脉无胃气亦死。"《素问·五脏别论》说："胃者，水谷之海，六腑之大源也。"《素问·玉机真脏论》云："五脏者皆禀气于胃，胃者，五脏之本也。"《内经》指出，脾胃是维持人体生命活动的重要器官，五脏六腑、四肢百骸之精气均源于脾胃，故《内经》唯在五脏中对脾胃设了专篇——《素问·太阴阳明论》，阐述了脾胃的功能、区别和相互关系；关于脾胃病变的治疗，《素问·脏气法时论》曰："脾欲缓，急食甘以缓之，用苦泻之，甘补之。"由于《内经》确立了脾胃在五脏中的特殊地位，后世历代医家莫不对脾胃高度重视，杨士瀛也概莫能外。纵览杨士瀛的学术著作，其重视脾胃的学术思想跃然纸上，尤其是对小儿脾胃的重视。如杨士瀛在《仁斋小儿方论》卷四"脾胃"中指出："凡人以胃气为本""胃气不可一日而不强也。"临床辨证儿科病证，无论是虚证还是实证，处处以顾护脾胃为重。如《仁斋小儿方论》中的益脾散、调气散、生气散、银白散、茯苓二陈汤、异功散、参苓白术散、和中散、醒脾散等，均为和胃调中之方，在全书348个方剂约占1/5。其中多用人参、茯苓、白术、黄芪、甘草、木香、丁香、干姜、良姜、官桂、白扁豆、山药、陈皮、陈仓米、茴香、枳壳、川厚朴等补益与健运脾胃之药，认为"脾土一温，胃气随扬"，甘温药物有助于脾的健运功能恢复，无论在补虚方或泻实方，还是温热剂、清凉剂中，均予以应用，足见杨士瀛对《内经》的继承。

（二）尊崇张仲景

东汉末年著名医学家张仲景所著《伤寒杂病论》被称为"方书之祖"，是我国第一部临床医学专著，后世分为《伤寒论》和《金匮要略》两书。《伤寒论》着重论述外感疾病的变化特点及诊疗，提出了外感疾病的六经辨证纲领，载方113首；《金匮要略》着重探讨内伤杂病的脏腑辨证诊治，载方262首。《伤寒杂病论》确立了中医诊治的辨证论治体系和理、法、方、药等运用原则，是历代医家的临床指导用书，促进了无数医家的成长。北宋徽宗时曾任奉议郎的朱肱，潜心研究《伤寒论》20余年，于1107年著成《伤寒类证活人书》（又名《南阳活人书》）20卷，发挥补充了仲景理论，对后世影响较大，正如徐大椿赞曰："宋人之书发明《伤寒论》，使人有所执而易晓，大有功于仲景者，《活人书》为第一。"杨士瀛十分尊崇张仲景之说，对朱肱也甚为赞赏，如其"论变例法当通变"条所云："伤寒格法，张长沙（张仲景曾任长沙太守）开其源，朱奉议（朱肱曾任奉议郎）导其流，前哲后贤，发明秘妙，吾儒之孔孟矣。"（《仁斋伤寒类书·活人证治赋》）他潜心钻研仲景之书，探究朱肱伤寒学术思想，并在临床实践中不断实践和探索，对伤寒理论也有颇多心得和学术见解。杨士瀛概括张仲景《伤寒论》、朱肱《伤寒类证活人书》两书的内容，并结合自己的学术见解，编成了伤寒研究专著《仁斋伤寒类书》。杨士瀛对该书的学术依据和著作特点有明确说明："大旨以仲景论，并《活人书》总括成书，每条以歌诀冠其首，虽于张、朱两家之外，间有附益处，要之证据定方，毫无变通，使后学之，宁无所误邪？"他指出："世有谓《伤寒论》其辞艰深，亦有以问答繁多，增益意度议《活人书》者，多见其不知量也。"（《仁斋伤寒类书·论变例法当通变》）杨士瀛的《仁斋伤寒类书》主要是对仲景所论病证和方剂进行阐发，并补充了不少临床常见的证候和方剂；对于仲景阐述的约略之处做了详细阐发，如关于温热病的辨治，杨士瀛指出了中暑与夏月热病证治的异同、风温与湿温的脉象区别和选方差异，以及痉病、温疟、瘟疫等病的证治；并使用了桂枝石膏汤、柏子升麻汤、人参败毒散、香薷散、黑膏方、疟母煎丸等清热祛暑解毒方剂予以治疗。再如，张仲景对于小儿伤寒缺少论述，而钱乙的《小儿药证直诀》继承张仲景《金匮要略》脏腑辨证论治内科杂病的方法，在卷七专设"小儿伤寒"，用仲景之方治疗小儿病，如麻黄汤治小儿伤风之发热咳嗽、喘急、无汗等，用白虎汤解暑除烦，用五苓散利小便，用甘草干姜汤治厥冷等。张仲景《伤寒杂病论》论治外感、内伤杂病，十分注意顾护脾胃，如其创制理中汤、大小建中汤等补益脾胃之方，并以"脾旺不受邪"立论；治疗少阳证的小柴胡汤，方用人参、生姜、大枣等药，旨在通过健脾胃而扶正祛邪，以防正气虚而邪入三阴。张仲景重视脾胃的思想对杨士瀛影响颇深，其在《仁斋小儿方论》一书中多处运用仲景理中汤等补益脾胃的方药，足见杨士瀛对张仲景思想的继承和发扬。

（三）效法钱乙

钱乙是中医儿科学发展史上最具代表性的人物，其所撰的《小儿药证直诀》是我国第一部儿科学专著，标志着系统化、理论化的儿科学已自成体系。此正如《四库全书》曰："小儿经方，千古罕见，自乙始别为专门，而其书亦为幼科之鼻祖。"钱乙的生活年代早于杨士瀛 200 多年，杨士瀛的儿科学术思想独树一帜，颇具创见，无疑受到钱乙的深刻影响。如杨士瀛在《仁斋小儿方论·疮疹》"疮疹备论"条中说："然则破诸家似是之非，开后世未明之惑，惟钱氏《直诀》、朱氏《活人书》，其说甚正。"足见杨士瀛对钱乙的推崇。纵览《仁斋小儿方论》5卷，钱乙儿科思想贯穿始终，其理法方药中处处体现钱乙的论治特色，直接引用钱乙之说达24次，引方30多个。杨士瀛在《仁斋小儿方论》序中还说："钱氏非无诀法，然义深而方难用。"可见，杨士瀛一方面推崇钱乙的学术思想，效法钱乙的理法方药，另一方面又鉴于其著作"义深而方难用"，在推崇继承钱乙的基础上，结合自己家传用验，对钱乙的儿科理论和临证诊治进一步做了深入、细致的阐发。如关于小儿的生理特点，钱乙提出小儿"五脏六腑，成而未全，全而未壮"等，杨士瀛在此基础上指出"大概小儿脏腑柔嫩，易实易虚，易冷易热"（《仁斋小儿方论·惊》），"小儿脏腑娇嫩，饱则易伤""血气未定，寒温失调，内则盛热蕴蓄，外则腠理虚开"（《仁斋小儿方论·中风》）等。又如，对"惊""疳""疮疹"的分析诊断和辨证论治处方用药，杨士瀛虽师法钱乙，但证型分类更细，病机认识更为深入，五脏辨证与八纲辨证结合，治疗用药更为灵活，尤其是对于小儿惊风的论治，颇为精当，别具特色，提出了热盛生痰、痰盛生惊、惊盛生风、风盛生搐的病机，以及治搐先于截风、治风先于利惊、治风先豁痰、治痰先于解热的治疗观，临床疗效卓越，为后世儿科医家所宗。

综上所述，遍览杨士瀛的学术著作——《仁斋直指方论》《仁斋小儿方论》《仁斋伤寒类书》《医脉真经》等，其中引用的文献有40余部，所涉医家20多位。但对杨士瀛学术思想影响最大者，当推《内经》《伤寒杂病论》《伤寒类证活人书》《小儿药证直诀》等。《内经》作为杨士瀛学术思想的渊薮，是其主要理论依据，如五脏阴阳虚实理论、气血理论、重视脾胃的学术思想等。东汉末年张仲景所著的《伤寒杂病论》，确立了中医诊治的辨证论治体系和理、法、方、药等运用原则，是历代医家的临床指导用书，成就了无数医家。杨士瀛十分尊崇张仲景之说，潜心钻研张仲景学术思想，并在临床中不断实践和探索，对伤寒理论也有颇多心得和学术见解。钱乙为中医儿科学的发展做出了重要贡献，杨士瀛在继承钱乙学术的基础上，结合自己家传经验，对钱乙的儿科理论和临证诊治进一步做了深入、细致的阐发。

二、学术特色

（一）四诊合参的诊法思想

杨士瀛诊法思想的突出特点，是强调四诊合参。望、闻、问、切是中医诊察收集病情资料的基本方法，是临床正确施治的重要依据。《素问·脉要精微论》指出："切脉动静，而视精明，察五色，观五脏有余不足，六腑强弱，形之盛衰，以此参伍，决死生之分。"《灵枢·邪气脏腑病形》云："见其色，知其病，命曰明；按其脉，知其病，命曰神；问其病，知其处，命曰工……色脉形肉不得相失也。故知一则为工，知二则为神，知三则神且明矣。"《难经·六十一难》则更加明确地指出："《经》言望而知之谓之神，闻而知之谓之圣，问而知之谓之工，切脉而知之谓之巧，何谓也？然：望而知之者，望见其五色以知其病。闻而知之者，闻其五音以别其病。问而知之者，问其所欲五味，以知其病所起所在也。切脉而知之者，诊其寸口，视其虚实，以知其病，病在何脏腑也。"但疾病往往是复杂多变的，要把握其规律，准确诊察绝非易事，尤其是小儿疾病的诊断，"问之则幼不能言，望之则易惊易喜，诊之则或惕或惊，自六岁以下，黄帝不载其说者，以其难也"（《仁斋小儿方论·惊》）。杨士瀛一方面深究《内经》《难经》等古典医籍的诊法精义，另一方面在实践中潜心钻研，不断摸索，积累了丰富的经验，尤其是对于小儿疾病，"不可不问源流，不可偏徇病家所欲，圆机达变，消息轻重而应之"，提出"儿有大小壮弱，病有轻重浅深，所以贵乎目视指切，意度心推，医药权衡，斟酌对治，用之得中为上矣"（《仁斋小儿方论·惊》）。可见，杨氏诊病四诊合参，以望、切为主，辅以问诊、闻诊，在观形望色、闻声嗅味、问诊求因、切脉变化等方面具有独到的认识。

1. 精于望诊

医生接触病人时，最先感知的往往是病人的神、色、形、态、语言、声息等的变化情况，尤其是神态、面色、官窍、肢体、毛发、二阴、爪甲、二便等。杨士瀛在临床实践中观察细致入微，描述详尽准确，以了解和辨别病情，察知疾病。他在"五脏所主论"中指出"色者，神之旗，五脏已败，其色必夭，槁怪异常，夭必亡矣"（《仁斋直指方论·总论》）。如《仁斋小儿方论·惊》对小儿急慢惊风的描述："凡搐眼摇头，张目出舌，唇红脸赤，面青，眼青，唇青，泻青，太阳、发际、印堂青筋，三关虎口纹红紫或青者，皆惊风状也。""急惊之候，牙关紧急，壮热涎潮，窜视反张，搐搦颤动，搦者，十指开合，唇口眉眼，眨引频并，口中热气，颊赤唇红，大小便黄赤。"又说："慢惊之候，或吐或泻，涎鸣微喘，眼开神缓，睡则露睛，惊跳搐搦，乍发乍静，或身热，或身冷，或四肢热，或口鼻冷气，面色淡白淡青，眉间唇间或黯。"不仅如此，杨士瀛还将惊风归纳成"四证八候"（四证：惊、风、痰、热；八候：搐、搦、掣、颤、反、引、窜、视）。这一诊断标准，成为后世诊断惊风的重要依据。

杨士瀛望诊，重望神，尤重察小儿目中神气。如《仁斋小儿方论·疮疹》在"察小儿眼神法"条中指出："虽然五脏六腑之精气皆上注于目，望而知之，当先以目中神气为验。"在描述小儿惊风逆顺时，《仁斋小儿方论·惊》云："男搐左视左，女搐右视右；男眼上窜，女眼下窜；男握拇指出外，女握拇指入里；男引手挽左直右曲，女引手挽右直左曲。凡此皆顺，反之则逆。亦有先搐左而后双搐者，但搐顺则无声，搐逆则有声。其指纹形势弯弓入里者顺，出外者逆，出入相半者难痊。"虽然临床上不拘于从男女症状的左右判断逆顺，但从望诊中可知其病证之顺逆。

　　杨士瀛望诊十分细致准确，如其对疳病的诊察，每一个顺证描述后都有逆证的描述，以望诊为主，还综合运用了闻诊、问诊、切诊等法。如《仁斋小儿方论·疳》"诸疳方论"案云："疳之为候，头皮光急，毛发焦稀，腮缩鼻干，口馋唇白，两眼昏烂，揉鼻挦眉，脊耸体黄，斗牙咬甲，焦渴自汗，尿白泻酸，肚胀肠鸣，癖结潮热，酷嗜瓜果、咸酸、炭米、泥土，而饮水占饮者，皆其候也。"杨士瀛还指出"疳曰五疳，病关五脏，以脏别之"，将疳与五脏对应，通过其各自不同的形证进行鉴别，指出：心疳"身体壮热，脸赤唇红，口舌生疮，胸膈烦闷，小便赤涩，五心皆热，盗汗发渴，啮齿虚惊"；肝疳"摇头揉目，白膜遮睛，眼青泪多，头焦发直，筋青脑热，甲痒筋挛，燥渴汗多，下痢疮癣"；肾疳"脑热肌削，手足如冰，寒热时来，滑泄肚痛，口臭干渴，齿龈生疮，爪黑面黧，身多疮疥"；肺疳"咳嗽喘逆，壮热恶寒，皮肤粟生，鼻痒流涕，咽喉不利，颐烂唾红，气胀毛焦，泄利频并"；脾疳"面黄身黄，肚大脚细，吐逆中满，乏力酷啼，水谷不消，泄下酸臭，合面困睡，减食吃泥"。"若夫诸疳恶证：心疳，饮水不已，食则惊啼，耳边纹多，舌上黯黑者，不治；肝疳，左胁结硬，频数吐涎，目睛青筋，眼角黑气者，不治；肾疳，饮水好咸，小便如乳，耳焦户耷，牙黑骨枯者，不治；肺疳，咳逆气促，频泻白沫，身上粟生，其色斑黑者，不治；脾疳，吃泥泄痢，水谷不消，唇口腹高，人中平满者，不治。其或滑泄不休，脱肛吃逆，抱起昏沉，手足垂软，衬及脚心，全不知觉，项筋舒展，身体变冷，是则为五绝证候。甚者，胸陷喘哕，乳食直泻，肿满下痢，腹胁胀疼，皮发紫疮，肌肉光紫，与夫疳劳渴泻，面槁色夭，骨露齿张，肚硬不食者，皆危笃矣"。如此详尽的望诊描述，发前人所未发，具有重要的诊断价值。

2. 善于问诊求因

问诊也是诊疗的重要手段，与望、闻、切诊同等重要。杨士瀛针对当时医患双方的弊病，在《仁斋直指方论·总论》"问病论"条中指出："近世以来，多秘所患以求诊，以此验医者之能否。医亦不屑下问，孟浪一诊，以自挟其所长。甚者病家从前误药或饮食居处有所讳悔，虽问之而不以尽告，遂至索病于冥漠之间，辨虚实冷热于疑似之倾，毫厘千里宁不委命一掷与人试技乎？此余于终篇所以特举前辈格言，以解世俗之惑，不然《难经》有谓：问其所欲五味，以知其病之所起所在者，又果何意邪。"杨士瀛在《仁斋直指方论·证治提纲》"得病有因"条中列举前贤格言及临床实例，告诫病人求医不能有所讳忌，提醒医者更要认真细致地问诊。其云："治病活法虽贵于辨受病之证，尤贵于问得病之因。风则走注，寒则拘挛，暑则烦渴，湿则重滞，此受病之证。然而或耗于交淫，或触于惊恐，或伤于酒食，或深居简出而受暑，自非委曲寻问其因，则以意治病岂不谬耶？有人喉间麻痒，医问其平日所嗜，曰：常吃鸠子。乃知鸠食半夏苗，以生姜治之而愈。有人痰热昏迷不醒，医问其喜食者何有？曰：酷好煎炙飞禽。乃用红丸子、小七香丸和之，而入朱砂，膏为小丸，薄荷泡汤灌下，须臾即苏。有人暑月深藏不出，因客至于窗下，忽而倦怠力疲，自作补汤，得之反剧。医问其由，连进两服香薷饮作效。举此为例，其他可推。古云：医者，意也。苟不究其得病之因，其何以为意会？"他强调"须诘问其由，庶得对病施药"（《仁斋直指方论·证治提纲》），可谓语重心长，沁人心脾。

3. 深谙脉象理法

脉诊是中医学独特而重要的诊法，是辨证的主要依据，中医格外重视这一证据，因而常在诊断过程中把脉象与其他症状体征等辨别证候的证据进行综合参校、比较判断，它是获得正确辨证结论不可缺少的重要步骤，是四诊合参的重要内容之一。杨士瀛深谙脉象理法，在其所著的《仁斋直指方论》《医脉真经》《仁斋伤寒类书》《医脉真经》中均有阐述，尤其是《医脉真经》论述得尤为详细，《医脉真经》中的"三部九候论""脏腑部位论""诊候论""脉病消息论""脉病逆顺论"，可谓是对诊察脉象理法之总括。

杨士瀛在《医脉真经·察脉总括》"三部九候论"中，基于天人相应、阴阳相合的自然法则，将寸、关、尺三部脉与天人地、阴阳相应，以"寸部属阳，取法于天，尺部属阴，取法于地，关部阴阳相交，盖取诸人"，从而推导寸、关、尺三部脉的生理征象。其云："故关前为阳，其脉常浮而速；关后为阴，其脉常沉而迟；关居两境之间，介乎一阴一阳，上可以通天，下可以通地，阳出阴入以关为限也。"而寸、关、尺三部脉病变所主："是以寸部脉病，病在头目胸膈之上；关部脉病，病在腹胁胃脘之中；尺部脉病，病在脐腹腰脚之下。""候者，随其浮、中、沉举按而消息之"，寸、关、尺分别浮、中、沉取即为脉之九候。对于九候所主之生理："浮为阳，阳脉行之于皮肤。沉为阴，阴脉行之于筋骨。中为胃气，胃气行乎肌肉之中。"九候所主之病位："浮者，病在表；沉者，病在里；胃气居中者，其为人之本欤。"

杨士瀛在《医脉真经·察脉总括》"脏腑部位论"中，阐述了寸关尺三部脉位与脏腑的配属，其以诸脉部位而论，左手：寸主心、小肠，关主肝、胆，尺主肾；右手：寸主肺、大肠，关主脾、胃，尺主命。"此脏腑一定之位，而男女不可易者也。"以脉之表里而论，"腑者阳也，其脉在表；脏者阴也，其脉在里。浮之为阳脉，诸阳主热也；沉之为阴脉，诸阴主寒也。"由脏腑五行特性及生理功能特点，决定脏腑对应的寸口脉位，如"心者，君之火，取其尊，火性上炎，故居左寸；肝者，心之母，上生心火，木应东方，故居左关；肾者，肝之母，上生肝木，水性就下，故居左尺；肺为五脏华盖，覆之于上，金生义而居右焉，故居右寸，其所以下生肾水者，顺水之性而生之也；脾为中州，中央之土，下禀心包络相火之气，上生肺金，故居右关"。

杨士瀛在《医脉真经·察脉总括》"诊候论"中对诊脉时间、方法、常脉及其与人形的关系均有深刻论述，认为诊脉时间应选择平旦为宜，此时，"阴气未动，阳气未散，饮食未进，血脉未乱"，"清明在躬，志气如神，一诊之余，洞见所蕴"，才可以真正通过脉象洞悉人体病理之象；并"扶持端坐，平心定气，勿动勿言"，待医患均保持安静平稳状态，方可诊察脉象。诊脉下指之法，应三指齐按，"可以定寸关尺之大略，可以知浮沉迟数之大纲"，于每部取浮中沉三候，合三部之脉，即为九候，"若一齐举按于三指之间，则心无两用矣"，提示在三指定三部脉位后，各部脉分别浮中沉取，以详细诊察具体病所。其中，"浮以诊其腑，沉以诊其脏，中以诊其胃"。最后，三指齐按，"候其前后往来，接续间断何如耳"。常脉之脉率，"一息之间，脉四至者为平，或五至而均调，与四时相应者，亦为平"。病脉分为脉过与脉不及，"脉过则谓之至，不及则谓之损；至脉离经，一息六至；损脉离经，一息两至；至脉夺精，一息八至；损脉夺精，一息一至"。所谓离经之脉，指"离其正经脉气之数也"。和平之脉以"不大不小，不短不长，不纵不横，不低不昂，不缓不急，不存不亡，三部正等，各得其常，而且五十动而不止"为特征，即脉形、脉势、脉位等均无太过与不及之象。人之形脉应相符对应，即"人长脉亦长，人短脉亦短；肥者脉沉，瘦者脉浮；老者脉衰，少者脉盛；性急者脉疾，性缓者脉迟；性刚者脉躁，性静者脉和。凡此皆顺，顺则生也"。若"其或人长而脉短，人短而脉长，人大而脉小，人小而脉大，人壮而脉弱，人羸而脉强，性急而脉缓，性缓而脉躁，凡此皆逆，逆者绝"，即"形气损者危，形气反者毙"。

　　杨士瀛《医脉真经·察脉总括》"脉病消息论"对形成常脉之机理及病脉之特征进行了阐述，非常重视气血的作用，并结合五志、六淫、五劳、七伤等引起脏腑阴阳变动，气血逆乱，导致脉象呈现浮沉迟数等征象，体现了阴阳互根、内外相应、动静相合的辩证思维。其在脉息的辨析中指出："脉者，血也；息者，气也。脉不自动，气实使之。"即血是形成脉的物质基础，气是推动脉行的基本动力，以致"气血旺则脉盛，气血少则脉衰，血热则脉数，气血寒则脉迟，气血楉则脉涩，气血平则脉和"。故脉象的盛衰直接反映着人体气血盛衰，而脉象的迟数涩等变化反映着气血的寒热虚实变化，是人体表里、上下、脏腑病变显现于外的征象，如"数为病在腑，迟为病在脏。浮而盛者病在表，沉而实者病在里。浮盛而紧者痛在外，沉实而紧者痛在内。短而急者病在上，长而缓者病在下"。依据诸脉象所表现的虚实寒热等特征，可采取补、泻、清、温、汗、下等治法，如"诸脉实则泻之，虚则补之，阴阳相搏，损益治之。弦迟微弱者，可温；浮盛洪紧者，可汗；弦而小紧，以至滑实与肌肉相得者，可下"。而其治疗禁忌为"勿汗沉弱，勿下濡细，勿吐脉微，此为大戒"，"所贵乎识病标本，当观某脏某脉受邪"。

　　杨士瀛十分重视气血与脉象常变的关系，他认为脉象迟数涩等盛衰变化直接反映了人体气血盛衰、寒热虚实及脏腑功能变化。其在探析脉象变化与脏腑功能改变规律时，以左关"人迎"为"风、寒、暑、湿、热、燥所从入之门"，右关"气口"以"别脏气郁畅与食气聚散盈虚之候"，对于临床把握外感与内伤病证具有一定意义。在遵循常规诊脉方法的基础上，主张诊脉要圆机变通，而不应固守，"微、迟、濡、弱，其候虽不同，而为寒为虚一也；数、实、长、洪，其形虽不类，而为热为实一也"。此提示诸脉形候虽各不相同，但可以寒热虚实之纲概之。若诸脉表现如一，则知其病出于具体脏器，如"诸脉皆弦，吾知其病出于肝"。若浮取与沉取脉象不一，则分脏腑所主而判定病变所在，如"迟在左尺，迟主寒也，沉之而得，则寒入于肾，浮之而得，则寒入膀胱。其余以此推之"。即沉取提示邪气入脏，浮取提示邪气入腑。

总之，杨士瀛论述脉病之消息，能够对脉象之形成机理、病变特点、治疗宜忌等系统阐述，条理清晰，于临证多有启发。

4. 重视脉证顺逆

临床证候是错综复杂的，脉象与其他辨证证据之间的关系有脉证相应、脉证相反等多种情况。杨士瀛在《仁斋直指方论》以"问病论""诸阴诸阳论"和"脉病逆顺论"几个专篇对此做了详细论证，认为"脉之与证相依而行。脉者所以剖其证之未明，证者所以索其脉之犹隐。据脉以验证，所谓得手应心者是尔；问证以参脉，所谓医者意也是尔"（《仁斋直指方论·总论》）。他在"诸阴诸阳论"中指出"人身之十二经，周环一身，自上至下，往来流通而无间断也，其脉则于两手三部应焉"（《仁斋直指方论·总论》），一旦出现病理变化，"脉病逆顺之不可不早辨也。盖人有强弱盛衰之不等而脉实应焉，脉有阴阳虚实之不同而病实应焉。脉病形证相应而不相反，每万举而万全，少有乖张，良工不能施其巧矣"（《仁斋直指方论·脉病逆顺论》）。

杨士瀛尤其重视疾病的脉象变化，认为脉象的变化对于疾病的诊断、治疗和预后判断具有重要意义，并分析了气血疾病、伤寒、中风、疝瘕、积聚、五脏疾病、水病、黄疸、癫痫、暴忤、中恶、咳嗽、腹胀、头痛、消渴、金疮、蛊毒、肠痈、肠澼、诸药中毒等百余种症状或疾病的脉象逆顺变化及其预后吉凶。如杨士瀛以《素问·三部九候论》"凡人形盛脉细，少气不足以息者危，形瘦脉大而胸中多气者死，形气相得者生，参伍不调者病"的经典论述为依据，探讨了气血疾病的脉象顺逆。其在"脉病逆顺论"条云："击坠瘀血，顺则脉坚强，反则脉小弱。中恶、吐血，反则脉沉细，顺则脉浮洪，所谓利浮大而不利沉小者，此也。"他认为："疝瘕、积聚，可坚急实强，不可沉小而虚弱。腹胀者，浮大则顺，虚小则逆。头痛者，浮大则安，短涩则危。消渴之诊，贵乎数大紧实，不贵乎微细浮短。小急不可治。水气之诊，贵乎浮而洪大，不贵乎虚细、沉微"(《仁斋直指方论·总论》)。他在本篇中又说："产后出血，可沉小而不可疾浮，所谓利沉小而不利浮大者，此也。伤寒，脉躁盛而不得汗者，阳之极，其治也难。伤寒，已得汗而脉躁盛者，阴之极，其候即死。中风，口噤，四肢不收，脉浮迟而恬静者存，脉洪数而气粗者亡。"这些论述，对现代中医临床判断气血疾病、伤寒、中风、疝瘕、积聚等的顺逆具有指导意义。对五脏疾病的脉象顺逆，则根据五行相克理论进行论述，提出五脏脉象的"五不治"，即"心病，面赤，喜笑，心烦，掌热，口干，开目妄语，脐上动气，脉当洪紧而数，反得沉濡而微者，水之克火，一不治；肝病，面青，筋急，多怒，目痛，目闭，不欲见人，脐左动气，脉当弦急而长，反得浮涩而短者，金之克木，二不治；肾病，面黑恐欠，足寒，逆气，腹痛，飧泄后重，脐下动气，脉当沉而滑，反得缓而大者，土之克水，三不治；肺病，面白，悲愁，嚏，哭，吐衄交血，喘咳，寒热，脐右动气，脉当沉细而涩，反得浮大而牢者，火之克金，四不治；五者，脾病，面黄，善思，善嗜，体重，节疼，四肢不收，怠惰喜卧，腹满泄利，饮食不消，当脐动气，脉来缓大者，脾家正形也"(《仁斋直指方论·总论》)。

　　杨士瀛还对张仲景、刘元宾①等"形病脉和人不死""阴病见阳脉者生，阳病见阴脉者死"等观点进行了探讨，在"脉病逆顺论"条中指出：

---

① 刘元宾（1022—1086），字子仪，号通真子，福建安福人，乡试中举，曾任潭州（今长沙）司理参军。博学多才，通晓天文地理，尤精于医学，对脉学、伤寒颇有研究。著有《通真子伤寒括要》等书。

"健人之脉病，病人之脉健，阳病得阴脉，阴病得阳脉，凡此皆反也。"杨士瀛根据丰富的临证实践，强调"形病而脉和犹可用力，形和而脉病其死无疑。况脉和之与脉健本自不同，刚驰暴躁之谓健，调平而有胃气之谓和。毫厘疑似之间，学者当于此而致其辨矣"（《仁斋直指方论·总论》）。脉之与病，有正有反，识此可以解疑惑，施药饵，决生死。其中或有矛盾之处，杨士瀛本着实事求是的态度，临证一丝不苟，指出"逆顺之说，故备论之，以俟大资之折衷云"（《仁斋直指方论·总论》）。他还在《仁斋伤寒类书·活人证治赋》中概括说："脉以证别，证因脉寻。据脉以验证，问证而对脉，证如此脉亦如此，一依条例用药；证与脉略同，则加减于其间；证与脉大异，则消息揣量。俟其形见，然后以某证某药条例主之。凡治伤寒贵乎纤悉问证。"他认识到，有些病证的性质判断主要取决于脉诊，如"暑伤气而不伤形，热则气散也"，"中暑与夏月热病，外证皆相似，但中暑脉虚弱，肢节不疼；热病脉洪盛，肢体痛重"。由上可见，杨士瀛对脉证顺逆认识的深刻及其应用之细致娴熟。

综上所述，杨士瀛诊法思想的突出特点是强调四诊合参，精于望诊，善于问诊求因，并深谙脉象理法，重视脉证顺逆。其对疳病的诊察，每一个顺证描述后都有逆证的描述，以望诊为主，还综合运用了闻诊、问诊、切诊等法，发前人所未发，具有重要的诊断价值。杨士瀛认识到有些病证的性质判断主要取决于脉诊，指出"脉以证别，证因脉寻"。

（二）五脏相关的辨证思想

五脏是生命活动的核心，人以五脏为本，生命活动的各个方面虽分别为相关的脏腑所主，具有各自的规律性，但都是五脏功能相互协调配合的结果。机体是一个以五脏为中心的协调统一体，其通过与六腑的配合，以经络为联系通道，以精气血津液为物质基础，与形体官窍紧密相连，表现为基本的生命运动，各种功能活动都是生命整体性活动的一部分。临床辨证只要抓住了五脏，就能把握住疾病的脉络，理清其关键所在。因此，杨士瀛非常重视五脏辨证论治，既充分运用五脏五行的一般规律，又将其广泛运用于临床各科的辨证中。

1. 五脏相关思想

杨士瀛十分注重五脏之间的相关性，其在"五脏所主论"中言"心肺在上主脉气也，肝肾在下藏精血也，脾居中州又所以为精血脉气之养也"（《仁斋直指方论·总论》）。在"血荣气卫论"中又言"心为血之主，肝为血之脏，肺为气之主，肾为气之脏"（《仁斋直指方论·总论》），通过气血理论将五脏有机地联系在一起。在六腑之中，特别重视胃腑，常常将脾胃相提并论。其所列诸门病证，常从脏腑相关角度阐发，不乏独到之处，特别是对心脾、心肾、脾肾、肺肾相关性的阐述十分精彩。

（1）心为脾母，其气相通

心主血脉，推动血液在体内循环运行，心血可滋养脾土，血液环流转输脾运化生成的精微物质，以维持和促进脾的正常运化；脾主运化，为气血生化之源，脾运正常，血液化源充足，可保证心血充盈。因此，杨士瀛指出"心者脾之母"，其在《仁斋小儿方论·脾胃》中云："心者脾之母，进食不止于和脾。盖火能生土，当以心药入于脾胃药中，庶几两得。古人进食方剂，多用益智者此也。"可见，他主张调理脾胃时佐用调心之药，并自拟和脾胃进饮食方（益智仁、石菖蒲、白茯苓、莲子肉、陈皮、缩砂仁、半夏曲、木香、厚朴、炙甘草），在治疗肠虚泄泻，呕吐不进食之证时所用调中散，治谷胀、气胀的大异香散，以及风、气、食三证通用的二香散皆有益智仁。考《局方》有益智汤，言可"治一切冷气，呕逆恶心，脐腹胁肋，胀满刺痛，胸膈痞闷，饮食减少……常服顺气宽中，消宿冷，调脾胃"。此外，所载隔气散、小七香丸、异香散、三棱散等调理脾胃方皆有益智仁，《圣济总录》亦有益智仁煮散方治脾脏冷气，肠鸣相逐，饮食无味，杨士瀛之说可能源于此。

心与脾通过经脉相连，其气相通，杨士瀛对此有详细阐述。如《仁斋直指方论·唇舌论》曰："心之所司者舌，脾之所司者唇，是虽各有所司存，然心之气，未尝不通于脾；脾之气，未尝不通于心也。夫舌者，心之官，尝五味之秀，以荣养一身，资脾胃之脏，以分布水谷。故心之本脉系于舌根，脾之络脉系于舌旁……心热则破裂生疮，脾闭则白苔如雪；舌之为病合心脾而主治之。故曰：心之气，未尝不通于脾者此也。口者，一身吐纳之都门，百物荣养之要道，节宣少舛，病必生焉……则其味必偏应于口，咸、酸、甘、苦，非舌味之而谁欤？若夫上池津液出于舌端，心实主之也，津液流布，非胃而何？故曰：脾之气未尝不通于心者此也。"与杨士瀛同时代的南宋医家严用和治疗健忘证，创制归脾汤心脾同治，认为"脾主意与思，心亦主思，思虑过度，意舍不精，神宫不职，使人健忘"，与杨氏之说异曲同工。

（2）心肾交通，水火既济

心为阳脏，位居上焦，五行属火；肾为阴脏，位居下焦，五行属水。心与肾阴阳水火既济、精血互化、精神互用。杨士瀛认为，心肾交通，水火既济，对人体营卫流通和水液代谢具有重要的意义。如《仁斋直指方论·秘涩》云："肾主水，膀胱为之腑。水潴于膀胱而泄于小肠，实相通也。然小肠独应于心者，何哉？盖阴不可以无阳，水不可以无火，水火既济，上下相交，此营卫所以流行，而水窦开阖所以不失其司耳。"《仁斋直指方论·木肾》云："心火下降，则肾水不患其不温；真阳下行，则肾气不患其不和。"杨士瀛对心肾不济产生的多种疾病有独到论述。如其在《仁斋直指方论·虚劳》中说："心肾不交，故火炎于上，为痰嗽、为咯血、为口干、为五心热；水走于下，为脚弱、为遗精、为赤白浊、为小便滑数……。"他认为心肾不济可导致痰嗽、咯血、脚弱、遗精、赤白浊、小便滑数等疾病。

《仁斋直指方论·秘涩》云："惟夫心肾不济，阴阳不调，故内外关格而水道涩，传送失度而水道滑。热则不通，冷则不禁。其热盛者，小便闭而绝无；其热微者，小便难而仅有。肾与膀胱俱虚，客热乘之，故不能制水，水夹热而行涩焉，是以数起而溺有余沥。肾与膀胱俱冷，内气不充，故胞中自滑，所出多而色白焉，是以遇夜而阴盛愈多。若夫下焦蓄血，其与虚劳内损，则便溺自遗而不知，下焦虚寒，不能温制水液，则便溺欲出而不禁，是皆心不与肾交通，故或冷或热而滑涩随之矣。"杨士瀛指出，心肾对于小便有调节作用，心肾不济则引起小便异常，治疗上"心气旺盛，小便壅遏，以清利行之，如赤茯苓、麦门冬、灯心、车前子之类是也。心气虚怯，小便滑利，以温和益之，如乳香、益智、巴戟、人参之类是也。演触其间，肾实、肾虚，皆可以举隅而反"，不可"胶柱鼓瑟，详于肾而略于心"（《仁斋直指方论·秘涩》）。心肾不交还可形成淋证，《仁斋直指方论·诸淋》云："水火不交，心肾气郁，遂使阴阳乖舛，清浊相干，蓄在下焦，故膀胱里急，膏血、砂石从小便道出焉。"杨士瀛从心肾交通的角度对淋证治疗进行了阐发，指出"执剂之法，并用流行滞气，疏利小便，清解邪热，其于调平心火，又三者之纲领焉。心清则小便自利，心平则血不妄行，最不可姑息用补"。

心藏神，为人体生命活动之主宰，肾藏精主元阴元阳，心主血，肾藏精，精和血都是维持人体生命活动的必要物质，心肾精血之间相互资生、相互转化，为心肾相交奠定了物质基础，二者共同对精液的施泄发挥着调控作用。故杨士瀛在《仁斋直指方论·漏浊》中提出："精之主宰在心，精之藏制在肾"的著名观点，认为："酒色无度，思虑过情，心肾气虚，不能管摄，往往小便频数，漏浊之所由生也。"又言："心不足而夹热者为赤浊；心不足而肾冷者为白浊；阴不升，阳不降，上下乖睽，是以有清浊不分之证。"杨士瀛还强调脾胃功能的重要性，认为精生于谷，脾精不禁亦能引起小便漏浊，故将漏浊分成白浊和赤浊，归于心、肾、脾三脏，这是杨士瀛的一个重要创见。《仁斋直指方论·梦泄》中亦云："邪客于阴，神不守舍，心有所感，梦而后泄也。"将梦泄分为三种："其候有三，年少气盛，鳏旷矜持，强制情欲，不自觉知，此泄如瓶满而溢者也，人或有之，是为无病，勿药可矣。心家气虚，不能主宰，或心受热，阳气不收，此泄如瓶之侧而出者也，人多有之，其病尤轻，合用和平之剂。脏腑积弱，真元久亏，心不摄念，肾不摄精，此泄如瓶之罅而漏者也，人少有之，其病最重，须当大作补汤。或谓梦泄尤甚于房劳，此世俗习闻其说也。独不观证候之有重轻乎？外此又有一辈，神气消靡，怪异横生，风邪乘其虚，鬼气干其正，往往与妖魅交通，是又厄运之不可晓者也，法药相助，诚哉是言。"可见，杨士瀛认为，梦泄精满自溢而不自知，为无病；自气虚不能主宰，或心阳不收而遗泄，病尚轻；而脏腑积弱，真元久亏，心下摄念仍不能摄精，则为最重。

（3）脾肾交济，水谷克化

脾主运化水谷精微，化生气血，为后天之本；肾藏精，源于先天，主生殖繁衍，为先天之本。先天与后天之间又相互资生，相互促进。脾主运化水液，有赖肾阳的温煦蒸化；肾主水而司二便，又赖脾气及脾阳的协助，即所谓"土能制水"。脾与肾的关系，早在晋·王叔和的《脉经》中就有"脾土弱即水气妄行"之说，《诸病源候论》指出："脾病则不能制水，故水气独归于肾。"宋代医家对脾肾的研究则更为深入。如许叔微临证十分注重脾胃，又重视肾中真火，力主温润补肾，强调脾肾同治；在临证实践中，既注重先天之本肾和后天之本脾对人体的重要作用，同时也非常注重二者之间的关系。他认为生理上二者相互资助，肾如薪火，脾如鼎釜，肾火能生脾土；脾生谷气，全谷气可生精气，精气全则肾强；治疗上，脾病可以补肾，肾病也可以调脾。杨士瀛则将脾肾的生理关系概括为"脾肾交济，所以有水谷之分"，脾土、肾水相克相资为用。在治疗泄泻时，杨士瀛主张泄泻有脾泄、肾泄之分，认为"饭后随即大便"证是"脾气虽强，肾气不足，故饮食下咽而大肠为之餐泄"，治法上宜理脾安肾、脾肾同调，用二神丸（补骨脂、肉豆蔻）或不换金正气散吞安肾丸与之，以期"脾肾之气交通，则水谷自然克化，此所谓妙合而凝者也"（《仁斋直指方论·证治提纲》）。在治疗漏浊时，其言"脾精不禁，小便漏浊，淋沥不止，手足力乏，腰背酸疼，盖用苍术等剂，以敛脾精。敛脾谓何？精生于谷也"（《仁斋直指方论·漏浊》）。他认为肾阳虚衰，脾精不禁会引起漏浊，用苍术以敛脾精，调脾以益肾，可谓独具慧眼。施今墨先生认为，苍术确有敛脾精、止漏浊之功，配伍玄参治糖尿病，一燥一润，可取长补短。其说盖出于此，而又有所发挥。

　　杨士瀛认为"脾喜燥，肾喜润"，在治疗中要润燥得当，才能有功。《仁斋直指方论·总论》"虚实分治论"条云："真阴者水也，脾胃者土也，土虽喜燥，然太燥则草木枯槁；水虽喜润，然太润则草木湿烂，是以补脾胃补肾之剂务在润燥得宜，亦随病加减焉。"《仁斋直指方论·痼冷》云："疗治之法，虽贵乎温补，不贵乎大刚，惟于滋血养气中佐以姜、桂、雄、附为愈。抑古人所谓精不足者，补之以味。"若脾肾关系处理不当，可能会出现危症。《仁斋直指方论·肾气》云："今脾土不济，肾水上乘，必为酸汁，必为涎饮，荏苒逾时，遂成暴吐。医家执剂之始，皆知肾经恶燥，如苍术、白术、良姜之类，诚不敢发用耳。及其呕吐大作，姜、术辈用之而不顾，若犹未也，则吴茱萸、荜茇刚燥等剂又加多焉，虽附子亦用之而救急矣。病势至此，脾土未强，肾水已为之涸，肾水既涸，脾土又为之焦，往往阴阳不升降，营卫不流行，大小二便关格涩闭，而肾汁、胃汁皆自其口出也，如此者大抵不救。"

（4）肺主出气，肾主纳气

肺主气司呼吸，是体内外气体交换的场所。正常的呼吸运动虽为肺所主，但需要肾主纳气的协助。肾中精气充盛，封藏功能正常，肺吸入的清气才能肃降而下归于肾，以维持呼吸的深度，故后世有"肺为气之主，肾为气之根"之说。隋代《删繁方》言："肺劳者，补肾气以益之，肾王则感于肺矣。"《千金要方》《外台秘要》俱载其说，孙思邈还曾言："肾病其色黑，其气虚弱，吸吸少，两耳苦聋，腰痛……服内补丸、建中汤、肾气丸、地黄煎。"这实际上是"肾不纳气"的症状和治疗方法。但直到南宋，"肾不纳气"说才由杨士瀛明确提出，并为后世医家所遵循。《仁斋直指方论·咳嗽》云：'肺出气也，肾纳气也，肺为气之主，肾为气之脏。凡咳嗽暴重，动引百骸，自觉气促，脐下逆奔而上者，此肾虚不能收气归元，当以地黄丸、安肾丸主之，毋徒从事于肺。"《仁斋直指方论·总论》"血荣气卫论"中亦云："肺为气之主，肾为气之脏，诚哉是言也！学者……知气之出于肺，而不知气之纳于肾。用药模棱，往往南辕而北辙矣。"其以喘嗽为例，阐明此说："假如喘嗽气鸣，以姜、橘、枳、梗、苏、桂调其气，以南星、半夏、细辛豁其痰，而终不下降者，气之所藏无以收也，必佐以补骨脂或安肾丸辈，则其气归元。病有标本，治有后先，纲举而目斯张矣。"可见，杨士瀛不但正式提出了"肾主纳气"说，还对其症状表现、治法方药皆予以明确解析，可谓圆机活法，别出心裁，为后世医家从肾虚论治肺病提供了宝贵的经验。

肺主通调水道，为水之上源；肾主管全身水液代谢，为主水之脏。肺通调水道功能的发挥，有赖于肾阳的蒸腾气化；而肾主水功能的正常，有赖于肺的宣发肃降。两脏密切配合，共同维持水液的正常输布与排泄。杨士瀛对此有独到见解，其在《仁斋直指方论·秘涩》中言："《素问》有云：水之本在肾，其末在肺，则知天一之水，自上而下，相为贯通，亦犹心肾之不可升降也。昧者夜间忍缩小便，使水气上逆乘肺，痰涎喘嗽，激乱争鸣，其来不可御。于此见，肺主气也，小便涩滑，又当调适其气焉，毋徒曰葶苈、桑皮可以逐肺经之水。"他认识到肺与肾的相关性对水液代谢不但有重要的影响，还能影响气机的运行，因而主张肺肾并论、水气同调，颇有见地。

2. 以五脏为纲的疾病认识方法

《仁斋直指方论》开卷总论第一篇便是"五脏所主论"，该篇首先对五脏所主的五行、五腑、五气、五季、五色、五体、五华、五窍、五志、五液、五臭、五味、五脉等做了全面论述，较之前人论述得更为详尽、完善，并有所发展。杨士瀛认为五脏疾病的发生，因其所主而具有一定的规律性。其云："气之怂伏，乘虚入人，而人不能克，百病之所由生。故风喜伤肝，热喜伤心，湿喜伤脾，燥喜伤肺，寒喜伤肾，而暑喜伤心包络。其或风气之胜，木邪乘土，则脾病生焉。热气之胜，火邪乘金，则肺病生焉。湿气之胜，土邪乘水，则肾病生焉。燥气之胜，金邪乘木，则肝病生焉。寒气大来，心火亦为肾水所乘矣。左关为人迎，可以知风寒暑湿热燥所从入之门。右关为气口，可以别脏气郁畅与食气聚散盈虚之候。"六气相乘，各有所主。内伤杂病，亦有所主，如"忧愁思虑，易耗心神。恚怒气逆，易损肝气。纵欲强志，肾之戕。形寒饮冷，肺之害。饥饱劳倦，脾之伤。外之六气相乘，内之七情相感，凡是数者，皆为五脏之邪。因其所主，而寻其某脏所受之处，则得之矣"。可见，杨士瀛十分注重五脏与天地、自然相应的"天人合一"观，并以此推求脏腑阴阳虚实等生理及病理变化。他对五脏、阴阳、虚实等概念内涵的阐述多宗《内经》之旨，又博采融汇诸家之学，多有发挥和延伸。如"在天之热，在地为火，在人为心，惟心则主热"，进而推断"同气"既可伤及本脏，又可通过五行乘克伤及他脏，阐述了脏腑生克制化传变特点。在病因学上，他将外感与内伤各种病因导致五脏损伤，皆称为"五脏之邪"，并强调"因其所主""寻其脏腑所受之处"来辨证审因求治；在病机学上，认为百病是由正虚与邪侵双重因素作用的结果。

"五脏所主论"之后，杨士瀛列专篇论述了"五脏病证虚实论"，指出："五脏各有所主，至其病证莫不随所主而见焉。"

其一，对五脏所产生病变的基本规律进行了概括，如"面赤喜笑，舌破口干，烦躁掌热，心痛而哕，脐上有动气者，心家病也。面青多怒，胁下痛硬，咳逆目眩，肢节挛急，转筋溲难，脐左有动气者，肝家病也。面黑而恐，呵欠呻吟，齿痛骨痿，耳鸣精泄，足胫寒，腰脊痛，小腹急疼，瘕泄而里急后重，脐下有动气者，肾家病也。面白善嚏，忧愁欲哭，喘嗽气逆，咽喉不利，洒淅恶寒，时作寒热，脐右有动气者，肺家病也。面黄善思、善噫、善嗜，中脘胀满，饮食不消，身体肿重，肢节酸疼，怠惰嗜卧，四肢不收，当脐动气，是非脾家之病乎？肾受病则耳不能听，脾受病则口不能食，心受病则舌不能举。五脏病证，以此观之，不待智者而后知矣"。

其二，阐述了五脏虚实病变的概念，详析了五脏虚实病变规律。如"五脏之病，推原及本，安有不从所受中来哉？是以脏气有余谓之实，脏气不足谓之虚"，补充发挥了《素问·通评虚实论》"邪气盛则实，精气夺则虚"的内容。关于五脏的实性病变，杨士瀛谓："心实之候：口干，喜笑，身热，汗血，痛满乎䏚胁膺背之间；肝实之候：目赤，多怒，头眩，耳聋，痛引乎两胁小腹之下；肾实之候：腹膨，体肿，少气不言，骨痛，飧泄而小便黄；肺实之候：喘促咳嗽，上气鼻张，胫股肩疼而胸中满；脾气一实，必至肢体重着而不举，腹胀，尿秘而苦饥。故曰：脏气有余谓之实者，此也。"关于五脏的虚性病变，杨士瀛谓："心虚则恍惚，多惊，忧烦，咳唾，舌强，腰背酸疼；肝虚则眼昏，胸痛，筋胁拘挛，恐惧面青，如人将捕；

肾虚则心悬如饥，胸痛引脊，厥逆，溲变，耳鸣；肺虚则呼吸少气，鼻涕，嗌干，肺中声鸣，喘之咳血；其或吐逆泄利，饮食不消，腹胀肠鸣，四肢无力，则脾虚之证生焉。故曰：脏气不足谓之虚者，此也。"

其三，结合临床实践体验，对《素问·玉机真脏论》提出的"脉盛、皮热、腹胀、前后不通、闷瞀，此谓五实；脉细、皮寒、气少、泄利前后、饮食不入，此谓五虚"做了新的阐释，云："脉盛、皮热、腹胀、气粗、前后不通，曰五实；脉细、皮寒、气少、前后泄利、饮食不进，曰五虚。"杨氏对于脏腑虚实病证的辨别，依据脉、皮、气、前后二阴等症状，归纳出脏腑的"五实"及"五虚"。

其四，在对五脏虚实病变认识的基础上，推演总结了其他虚实病变的规律。其云："诸病出者为虚，入者为实；阴出乘阳，阳入乘阴。言者为虚，不言者为实；缓者为虚，急者为实；阴主静则缓，阳主躁则急。濡者为虚，坚者为实；痒者为虚，痛者为实。外痛内快者，外实内虚；外快内痛者，外虚内实。其有心腹、皮肤、内外俱痛，则按之而止者，虚也，按之而痛者，实也。《经》所谓：皮虚则热，脉虚则惊，肉虚则重，筋虚则急，骨虚则痛，髓虚则堕，肠虚则溏泄。三阳实三阴虚，汗不出；三阴实三阳虚，汗不止。"杨士瀛以内、外、出、入、痛等为纲辨识脏腑虚实。如诸病"出者、言者"为虚；"入者、不言者、痛者"为实；以内外论之，"外痛内快者"为"外实内虚"，"外快内痛者"为"外虚内实"。杨士瀛对病证虚实的辨识，不只停留于单一证据的收集，而是相互佐证进行综合判定。

其五，指出了五脏虚实病变的预后判断。其云："内实之证，心下牢强，腹中痛满，前后不通，干呕而无物出者，死。内虚之证，厥逆烦躁而吐利不止者，亡。是又不可不知也。"对《素问·玉机真脏论》提出的五实五虚证转机标志，即"浆粥入胃，泄注止，则虚者活；身汗得后利，则实者活"，不但进行了阐释，而且有所发挥，其精神实质是一致的。即实证者，如果邪有出路则预后好，邪无出路则预后不良；虚证者，如果正气不再外泄则预后好，反之则预后不良。

其六，对五脏阴阳虚实与营卫气血的辨证，做了提纲挈领的论述。其以五脏辨证为纲，分析五脏的症状、所恶、虚实和五脏之气绝，以及阴阳内外等种种病证，尤其重视五脏病证与气血的关系，言"心肺在上主脉气也，肝肾在下藏精血也，脾居中州又所以为精血脉气之养也"。在《仁斋直指方论·虚劳》中，杨士瀛论述虚劳是因"五脏气血俱虚"所致，并从心家虚、肝家虚、脾胃虚、肺家虚、肾家虚等进行五脏辨证论治，指出："心家虚，则便浊汗多；肝家虚，则筋挛目眩；肾家虚，则腰痛泄精；肺家虚，则咳嗽烘热；脾胃虚，则呕吐不食，日就羸黄，或乃胃热消谷，饮食虽多，亦不生肌肉而转加瘦悴矣。"杨士瀛认为，"夫人所以根本此性命者，气与血也"，气血失调的有关症状，也可通过五脏辨证诊断。

由此可见，杨士瀛的气血理论深刻影响着其辨证论治过程，从诊断到五脏论治都首重气血，用药上充分体现了其气血并调的选方用药特点。书中详述气血病证，不仅体现出杨士瀛对人身气血的重视和丰富的临证经验，而且为后世临床气血辨证提供了有价值的资料。如健忘证，世人多从心脾亏损和心肾不交辨治，杨士瀛则提出血"蓄之在上"之病因，给后人从瘀论治健忘证以启迪。气血疾病的调治，首先重视谨养气血，以保证人身健康。其调治方法，杨士瀛循气血相关理论，提出了"调气为上，调血次之"的大法。

3. 以五脏为纲的疾病分类辨证方法

杨士瀛以五脏为纲的疾病分类辨证方法，突出体现在对中风、痫证、疳证、疮疹和惊风的五脏辨证上。杨士瀛对这些病证的五脏所主、本病、色诊、脉象等性能表现都做了较为详细的说明。如论五脏虚实，《仁斋直指方论》按五脏分为心实之候、肝实之候、脾实之候、肺实之候、肾实之候，心家虚、肝家虚、脾胃虚、肺家虚、肾家虚等进行辨证论治。如论痫证，杨士瀛在《仁斋小儿方论·发痫》中提出"痫曰五痫，病关五脏"，且详分心痫、肝痫、脾痫、肺痫、肾痫之不同。关于五痫的辨证，杨士瀛云："面赤目瞪，吐舌啮齿，心下烦躁，气短息数者，曰心痫；面青唇青，其眼上窜，手足拳挛，抽掣反折者，曰肝痫；面黑而晦，振目视人，其吐清沫，不动如尸者，曰肾痫；面如枯骨，目白反视，惊跳摇动，亦吐涎沫者，曰肺痫；面色萎黄，眼睛直视，腹满自利，四肢不收者，曰脾痫，此五脏之证然也。"他主要通过观察病人的眼目唇齿舌、五色变化、四肢反应等，结合各脏所主进行分析。

论疳证，杨士瀛也认为"疳曰五疳，病关五脏，以脏别之"，把疳证的多种临床证候以心疳、脾疳、肺疳、肝疳、肾疳归类辨证（《仁斋小儿方论·疳》），并详述了各种疳证的临床表现。

论中风，《仁斋小儿方论·中风》详分为心中风、肝中风、脾中风、肺中风、肾中风等不同证型，指出："小儿中风者，以其血气未定，寒温失调，内则盛热蕴蓄，外则腠理虚开，故风邪乘其外虚而暴中之。其状昏不知人，壮热狂躁，搐掣气粗，口噤涎潮是也。"又说："凡人为风邪所中，皆从背上五脏俞入之。"就小儿中风的病因病机、主要表现做了概括，并云："心中风，则偃卧不能倾侧，发热失音，其舌焦赤，若汗流唇赤者，可治，灸心俞。或唇间白黑青黄，乃心坏为水，或面目亭亭，时时悚动者，并不治。肝中风，则踞坐不得低头，左胁疼痛，诸筋挛急，头目眴动，上视多怒，其目青，若绕两目，连额微青，唇青面黄者，可治，灸肝俞；或大段青黑，其目一黄一白者，不治。肾中风，则踞坐面浮，腰脊痛引小腹，其耳黑，若两胁左右未有黄色起者，可治，灸肾俞；或间胁如黄土，鬓发直而齿黄赤者，不治。肺中风，则偃卧胸满，喘息咳嗽，闷汁出，其鼻白，若目下至鼻四围及口间白色者，可治，灸肺俞；或色带黄，乃肺坏为血，并手寻衣缝者，不治。脾中风，则踞坐腹满，皮肉瞤动，四肢不收。其唇黄，若一身通黄，口吐咸汁者，可治，灸脾俞；或手足青而厥冷者，不治。"

论疮疹，《仁斋小儿方论·疮疹》指出："疮随五脏，有证未发，则五脏之证悉具，已发则归于一脏，受毒多者见之。"故有肝脏水疱、肺脏脓疱、心脏发斑、脾脏发疹之不同分类，临床表现各异，"惟归肾则变而黑焉"，"疮疹属阳，本无肾证，肾在腑之下，不受秽毒，故无证"。

论惊风，《仁斋小儿方论·惊》指出："小儿急慢惊风，古所谓阴阳痫是尔……其始也，皆因脏腑虚而得之。虚能发热，热则生风。是以风生于肝，痰生于脾，惊出于心，热出于肺，而心亦主热。惊、风、痰、热，合为四证。四证已具，八候生焉（搐、搦、掣、颤、反、引、窜、视曰八候）。"

论变蒸，《仁斋小儿方论·变蒸》指出："变蒸者，阴阳水火蒸于血气，而使形体成就，是五脏之变气而七情之所由生也。"可见，杨士瀛认为五脏与疾病的发生密切相关。因此，杨士瀛重视五脏辨证，不但以五脏为纲对疾病进行分类，也以五脏为纲对疾病进行辨证。杨士瀛还将五脏辨证法用于判断疾病的预后，如"心病而直视、面黧，肝病而舌卷、囊缩，肾病而腰折、骨枯，肺病而毛焦、气出，脾病而脐突、唇反，此则五脏之气绝也"，指出绝者难治。

综上所述，杨士瀛五脏相关的辨证思想，十分注重五脏之间的相关性，其所列诸门病证，常从脏腑相关角度阐发，不乏独到之处，特别是其对心脾、心肾、脾肾、肺肾相关性的阐述十分精彩。杨士瀛以五脏为纲的方法认识疾病，对五脏所产生病变的基本规律进行了概括；阐述了五脏虚实病变的概念，详析了五脏虚实病变规律；结合临床实践体验，对《素问·玉机真脏论》提出的五实、五虚证做了新的阐释；在对五脏虚实病变认识的基础上，推演总结了其他虚实病变的规律；指出了五脏虚实病变的预后判断。杨士瀛以五脏为纲对疾病进行辨证，将五脏辨证法用于判断疾病的预后，突出体现在对中风、痫证、疳证、疮疹和惊风的五脏辨证。

（三）脾为精血之养，胃为水谷之海

脾与胃二者同居中焦，经脉相互络属，构成表里相合关系。在生理上，脾与胃纳运相协，升降相因，燥湿相济，相互配合，共同完成对饮食物的消化和吸收，同为后天之本，构成人体气机升降之枢纽。因此，历代医家都十分重视脾胃，《内经》设《素问·太阴阳明论》专篇论述脾胃。后世在《内经》基础上，代有发挥。至金元时期，形成了中医脾胃理论，成为中医理论体系的重要组成部分。故叶天士《临证指南医案》说："脾宜升则健，胃宜降则和。"又说："胃易燥，全赖脾阴以和之；脾易湿，必赖胃阳以运之。"言及脾胃理论，世人常以李东垣为代表，其实宋代不少医家亦十分重视脾胃理论，杨士瀛便是其中之一。杨士瀛在《内经》《难经》的基础上，参学张仲景、孙思邈、巢元方、钱乙等名家著作，对脾胃理论的具体应用多有发挥，形成了其突出脾胃的学术思想，并将脾胃理论用于临床各科诊治，其儿科著作《仁斋小儿方论》便以善于调治脾胃而著名。在《仁斋直指方论》中，杨士瀛对脾胃的重视亦处处可见。杨士瀛为中医脾胃理论的发展做出了一定的贡献，对后世医家颇有启迪。现对杨士瀛重视脾胃的学术思想择要分述如下。

1. 对脾胃的生理特点认识深刻

杨士瀛对脾胃的生理特点有精辟论述，认为胃为水谷之海，脾为精血脉气之养。《素问·五脏别论》曰："胃者，水谷之海，六腑之大源也。"《素问·玉机真脏论》曰："五脏者，皆禀气于胃；胃者，五脏之本。"《素问·太阴阳明论》曰："四肢皆禀气于胃，而不得至经，必因于脾，乃得禀也。今脾病不能为胃行其津液，四肢不得禀水谷气，气日以衰，脉道不利，筋骨肌肉，皆无气以生。"如上所述，《内经》阐明了脾胃关系，十分重视脾胃的作用。杨士瀛继承发展《内经》脾胃理论，认为在生理上，脾胃居中土，化生谷气以滋养周身，"五脏所主论"条言"心肺在上主脉气也，肝肾在下藏精血也，脾居中州又所以为精血脉气之养也……在天之湿，在地为土，在人为脾，惟脾则主湿……湿喜伤脾……脾之平脉和缓而大"（《仁斋直指方论·总论》）。此不但强调了脾胃的生理功能，而且概括了脾与季节的关系及脾的脉象特征。《仁斋小儿方论·脾胃》指出"凡人以胃气为本"，《仁斋直指方论·总论》"血荣气卫论"认为："人受谷气于胃，胃为水谷之海，灌溉经络，长养百骸，而五脏六腑皆取其气。"《仁斋直指方论·泄泻》指出："胃为水谷之海，其精英则流布以养脏腑，其糟粕则传送以归大肠。"《仁斋直指方论·论崩中带下》又云"胃者，中央之土，又所以主肌肉而约血水也"，概括了后世所谓脾主肌肉、脾统血等功能。在病机方面，杨士瀛认为脾胃的盛衰在疾病的发生、发展过程中起着关键的作用。饮食不节，劳逸过度，寒温失调，均能损伤脾胃，从而导致运化失常，元气不充，五脏六腑皆失其养，故百病所由生。对常见病症的病因病机，杨士瀛以脾胃理论进行分析。如"湿能伤脾，脾土一亏，百病根源发轫于此矣"（《仁斋直指方论·湿》）；脾病的临床表现为"脾病，面黄，善思，善嗜，体重，节疼，四肢不收，怠惰喜卧，腹满泄利，饮食不消，当脐动气，脉来缓大者，脾家正形也"（《仁斋直指方论·总论》）。在诊断方面，杨士瀛指出"诸脉皆缓，吾知其病出于脾"（《仁斋直指方论·五脏所主论》），并强调脉症相参，辨证论治。

杨士瀛尤其重视小儿的生理特点，提出了"脾常不足"的观点，认为"小儿脏腑娇嫩，易实易虚，易冷易热"（《仁斋小儿方论·惊》），"凡人以胃气为本，惟治病亦然。胃气有虚有实，虚则有呕吐不食之证，实则有痞满内热之证。虚者益之，实者损之，欲得其平则可矣"（《仁斋小儿方论·脾胃》）。对小儿脾胃病的论治十分重视，辨别其虚实、寒热、气血的变化，并根据钱乙脏腑辨证理论，提出了脾惊、脾疳之说，以生胃气、和胃气、益脾气为治法，体现了其小儿脾胃常不足的思想。如《仁斋小儿方论·惊》慢惊风治法大要中指出："然慢惊虽属阴，亦须准较阴阳亏盛浅深如何，不可纯用温药及燥热太热之剂，惟于生胃气中加以截风定搐……。"《仁斋小儿方论·疳》指出："小儿脏腑娇嫩，饱则易伤，乳哺饮食，一或失常，不为疳者鲜矣。"又说："脾疳即食疳，由乳食不节，脾胃受伤所致也。"治疗上"贵在酌量，但以小小分剂与之，夫是之为平胃"。对慢惊风的诸风抽搐、关窍不通，认为"皆由痰塞中脘，留滞不节所致，痰之所为潮塞者，气实使之"，治疗则"盖使气下则痰下，痰下则关窍自通"，提出和胃助气治法，用生气散、银白散、石莲肉、二陈汤、异功散。此外，杨士瀛十分重视脏腑间的关系，常以温脾益脾治疗他脏疾病。如治肺虚痰实证，其曰："治法当下，故下必先益脾，然后泻肺"（《仁斋小儿方论·惊》）。这是欲泻其子，先补其母之法。如肾虚之疮疹证，杨士瀛认为此证虽由肾虚引发，但是与脾胃有关，故治疗时先宜宣风散邪，后宜温补脾胃。《仁斋小儿方论·疮疹》曰："疮发于肌肉，阳明主之，脾土一温，胃气随扬，独不可消胜已泄之肾水乎？"杨士瀛还强调："阳明主肌肉，胃气不可一日而不强也。"对痘疹内陷乃气血亏虚之病机，善用温补的人参、黄芪、甘草调补脾胃，化生气血，托毒外出，从脾胃立论治疗久治不愈的痘疹诸证。由于脾胃为后天之本、气血生化之源，脾胃失调、脾常不足是导致儿科多种疾病的重要原因，所以杨士瀛在论述儿科病的脏腑辨证论治时，尤其重视顾护脾胃、补脾益胃。

杨士瀛对与脾胃有关病证病因病机的论述，亦颇有独到见解。如"阴阳愆伏，荣卫凝滞，三焦不能宣行，脾胃不能传布，此胀满之所由生也"，"脾土受湿，不能制水，水渍于肠胃而溢于体肤，辘辘有声，怔忪喘息，是为水胀"（《仁斋直指方论·胀满》）。再如论水饮的发生，"人惟脾土有亏，故平日所饮水浆不能传化，或停于心下，或聚于胁间，或注于经络，或溢于膀胱，往往因此而致病矣"（《仁斋直指方论·水饮》）。又如，杨士瀛将小儿脾胃所伤的原因，概括为先天因素、外感因素、乳食内伤、药物所伤4个方面。其一，先天因素。在《仁斋小儿方论》一书中，杨士瀛指出："母有所触，胎必感之。"在胎妊期间，母体的疾病往往影响胎儿。其二，外感因素。由于小儿尚小，受七情内伤影响不大，因此，外感六淫是小儿常见的致病因素。如杨士瀛认为"脐风"的形成乃断脐之后，为水湿风冷所乘，风湿之气入于脐而流于心脾，伤及脾气所致。其三，乳食内伤。杨士瀛认为"小儿脏腑娇嫩，饱则易伤，乳哺饮食，一或失常，不为疳者鲜矣"。加之小儿不知调适，易饥易饱，饮食不洁，多有偏嗜，以至乳食内伤。其四，药物所伤。当时有些医家滥用苦寒之药，而苦寒之药多为寒凉之品，苦寒败胃，易损伤脾胃阳气，故杨士瀛明确指出过用寒凉药是导致脾胃损伤的一个重要因素。杨士瀛对于脾胃病的辨证十分详尽，如论呕吐曰："呕吐出于胃气之不和，人所共知也。"接着进一步分析了各种不同原因引起呕吐的证治，其云："寒而呕吐，则喜热恶寒，四肢凄清，法当以刚壮温之：热而呕吐，则喜冷恶热，烦躁口干，法当温凉解之。痰水证者，唾沫，怔忪，先渴后呕，与之消痰逐水辈；宿食证者，胸腹胀满，醋闷吞酸，与之消食去积辈。"（《仁斋直指方论·呕吐》）如此条分缕析，可为临证所参考。

综上所述，杨士瀛以脾胃为核心，对与脾胃有关的各种疾病的病因、病机做了精辟的阐发，对临床辨证论治有重要的指导意义。

2. 临证顾护脾胃为重

杨士瀛认为"凡人以胃气为本，惟治病亦然"，临证诊病步步以顾护脾胃为重，其论治疾病亦常从脾胃出发。如论风缓，言"脾主肌肉、四肢，胃为水谷海，所以流布水谷之气，周养一身。脾胃既虚，肢体失其所养，于是风邪袭虚，由腠理而入肌肉，由肌肉而入脾胃，安得不为之缓废乎"（《仁斋直指方论·风缓》)，从而发展了《内经》"治痿独取阳明"理论。又如，论黄疸"湿与热郁蒸于脾，面目肢体为之发黄，此即疸也……盖脾主肌肉，土色尚黄，湿热内蒸，或重或轻，不容掩于外矣"（《仁斋直指方论·风缓》），注重黄疸从湿热困脾论治，后世多崇其说。在治疗一些疑难病时，杨士瀛也注重从脾胃调治，而且在各种疾病善后时亦常常以胃药收功。如其治疹疟，以"调胃气，利痰水，分阴阳，行三焦"（《仁斋直指方论·疹疟》）为治法纲领，"疟后调理"则"热多者，二陈汤加青皮、甘草；热少者，二陈汤加青皮、草果坚守胃气而已"（《仁斋直指方论·证治提纲》）；而"疗涎之法，理气为上，和胃次之"（《仁斋直指方论·痰涎》）；治出血诸证，"每以胃药收功，用木香理中汤，或参苓白术散二分，枳壳散一分，夹和米汤，乘热调下，或真方四君子汤夹和小乌沉汤，米汤调下"（《仁斋直指方论·血》）；治崩漏，"论崩中带下"条云"卫气与胃气俱虚则肌弱而肤空，血之与水不能约制，是以涓涓漏卮，休作无时而不暂停矣。然则封之止之，其可不加意于固卫厚脾之剂乎？此桂枝附子汤以之固卫，而人参、白术、茯苓、草果、丁香、木香，以之厚脾，二者俱不可缺也"（《仁斋直指方论·妇人》）。

　　北宋钱乙的《小儿药证直诀》对杨士瀛影响颇深。杨士瀛极为推崇钱乙儿科学术思想，其理法方药是对钱乙辨证论治特色的阐发和补充。钱乙儿科辨证以五脏为纲，杨士瀛不但重视钱乙"小儿脏腑柔弱""易虚易实，易寒易热"的论述，还重视脾胃柔弱和脾胃易于损伤的观点。因此，杨士瀛的脾胃学术思想，可视为钱乙脾胃学术思想的进一步发挥，其顾护脾胃的方法也较钱乙为多。钱乙诊治病证，重视五行生克制化，顾及脏腑间的关系，不独重脾，而杨士瀛诊治病证，重视脾胃，且注重其他脏腑对脾胃的影响；钱乙有先益脾、后泻肺和泻后扶脾的治法，而杨士瀛顾护脾胃从以下方面着眼：一是先祛邪后和胃，二是先补脾胃后攻下，三是祛邪与和胃相结合。同时，杨士瀛补益脾胃的方药较钱乙为多，不但选录了钱乙的健脾方，而且收载大量历代名方和家传的经验方，如理中汤、参苓白术散、益脾散、茯苓丸、人参散、和中散、茯苓二陈汤等，丰富了儿科临证选方用药。

杨士瀛认为，小儿脏腑柔嫩，一旦患病，则邪气易实，正气易虚；同时因小儿乳食不能自节，兼之调护失宜，则脾胃易为饮食所伤。所以，杨士瀛对小儿脾胃病的论治，十分注意辨别其虚实、寒热、气血的变化，并提出"热者凉之，冷者温之，冷热者温凉之"和"平剂和胃"的治疗大法；主张用药"贵在酌量，但以小小分剂与之，夫是之为平胃"（《仁斋小儿方论·脾胃》）。无论是治疗虚证还是实证，均配以调中和胃药物。治疗积滞和儿科杂证，杨士瀛善从调理脾胃气血入手，祛邪消积而不伤正。杨士瀛在积滞的治疗中指出，伤食（乳）重在调理脾胃，消食导滞；治疗积滞，则重在调理气血，祛邪扶正。因积滞大多引起脾胃虚损，运化失职，日久导致痰饮、瘀血变生；而痰饮、瘀血既为病理产物，也是致病因素，致人体脏腑气血逆乱，诸证丛生。故杨士瀛注重调理脾胃气机，宣通气血，旨在恢复脾胃的功能。杨士瀛在儿科临证中，不但善于直接调理脾胃，而且能运用五行生克规律确定治疗法则，重视其他脏腑对脾胃的影响，注意到人体是一个有机的整体，注重脾胃与其他脏腑间的整体关系。这种论治脾胃的方法，对中医儿科临床颇有指导意义。

另外，杨士瀛又强调养脾和胃法不能滥用。如治脾疼，《仁斋直指方论·脾胃》"脾疼方论"条云："俗谓脾家疼痛出于胃虚，大率用养脾之剂。而不知受病各有自来，苟不能推究其原，则和养等剂掩护邪气，非徒无益而又害之。况夫风冷入脾，尤念虑之所不到，至有荏苒岁月而不可揣度者。"他强调治病当推求病原，针对病因病机，合理治疗。

3. 脾胃病变的治疗思路

调理脾胃，不仅是杨士瀛在临证中治疗各种急慢性疾病善后收功的常规治法，而且在疾病过程中，尤其是慢性疾病，凡出现脾胃不足或脾胃气机紊乱，首要大法是从脾论治。针对脾胃病变的不同病机和临床表现，杨士瀛调理脾胃不但思路独具特色，而且方法多种多样。

（1）调理胃气，扶正祛邪

杨士瀛在《仁斋直指方论·总论》"血荣气卫论"中论及当归、地黄辈，言："施之血证无以逾此，然其性缠滞，每于胃气有亏焉。胃气既亏，则五脏六腑之气亦馁矣。"他认为脾胃为人身之本，调理胃气，有助于正气充足，鼓邪外出，强调临床治疗当识本末，调和胃气。例如，"呕吐痰涎，胃虚不食，以致发热，若与凉剂退热，则胃气愈虚，热愈不退。惟先以助胃止吐为本，其热自退。纵热不退，但得胃气已正，亦可旋与解热之剂。又有伤寒发大热，屡经寒凉疏转，其热仍前，但用和调胃气，自然无事"《仁斋直指方论·总论》。杨士瀛认为，小儿以"脾胃为本"，在治疗邪实病证时，调理脾胃不仅可以防止泻实时损伤脾胃正气，还可使正气足而有助于鼓邪外出，做到祛邪不伤正。因此，杨士瀛《仁斋小儿方论》在治"初生噤风"病时，先用控痰散吐风涎，次予益脾散和胃，又用辰砂膏利惊；治急惊时，其治法"通关以后且与截风定搐"，"痰热尚作，乃下之，痰热一泄，又须急与和胃定心之剂"和胃助气，定志宁神，防其再发；治慢惊时，指出"慢惊虽属阴，亦须准较阴阳亏盛浅深如何，不可纯用温药及燥烈太热之剂，惟于生胃气中加以截风定搐"，这是调补胃气与祛邪实并重之例。杨士瀛论治痔证曰："消积和胃，滋血调气，随顺药饵以扶之，淡薄饮食以养之，荣卫调和，脏腑自然充实。"在治疗疹疮时，他主张"调顺血气，总和脾胃""安表和中，轻清消毒，温凉之剂，二者得兼而已"。此外，杨士瀛治慢脾风的"生胃回阳"法以补虚生胃气为主，以及"和而虚甚，则先与扶胃，使胃气内充"等，均以扶胃气为重。

（2）调理脾胃，燥湿得宜

脾脏属阴，主运化而升清，以阳气用事，故喜燥恶湿；胃腑属阳，主受纳腐熟而降浊，需阴液滋润，故喜润恶燥。脾胃燥湿喜恶之性不同，但又相互制约、相互为用。脾湿能济胃燥，则方能行下降之令，传导之职，水谷糟粕以次传下；胃燥能济脾湿，则脾方能行其上升之令、运化之职，水谷精气上输心肺，灌百脉而营养全身。二者燥湿相济，阴阳相合，方能保障脾胃的正常纳运及升降。杨士瀛对脾胃特性有深刻认识，如《仁斋直指方论·总论》"虚实分治论"云："少壮新病攻邪为主，老衰久疾补虚为先。若夫阴虚火动，脾胃衰弱，真阴者水也，脾胃者土也，土虽喜燥，然太燥则草木枯槁；水虽喜润，然太润则草木湿烂。是以补脾胃补肾之剂务在润燥得宜，亦随病加减焉。"其提出了调理脾胃、润燥得宜的治疗思路，对后世医家颇有影响。如叶天士《临证指南医案》云："胃易燥，全赖脾阴以和之；脾易湿，必赖胃阳以运之。"这种"脾喜刚燥，胃喜柔润"的观点，正是在吸收《内经》及杨士瀛等医论精华的基础上提出的。

（3）各科证治，兼顾脾胃

由于杨士瀛重视脾胃后天之本，因此在各科病变的治疗中均强调顾护脾胃。如杨士瀛对噤口痢的治疗，健脾佐以开窍，治法别具一格。《仁斋直指方论·总论》"噤口痢"条指出："下痢噤口不食，虽曰脾虚，盖亦热气闭隔心胸所致也。俗用木香则失之温，用山药则失之闭，惟真料参苓白术散加石菖蒲末，道地粳米饮乘热调下，或用人参、茯苓、石莲子肉入些菖蒲与之。"杨士瀛将噤口痢的病机概括为"脾虚，热气闭隔心胸"，治疗时用参苓白术散健脾，用石菖蒲开胸膈，十分符合临床实际。李时珍十分欣赏杨士瀛这一治法，并认为其方中石菖蒲一味是关键药物，因而将上述内容载入"菖蒲"之下。又如，杨士瀛在《仁斋直指方论·湿》中论及对湿邪的治疗，指出："治湿之法，通利小便为上，益脾顺气为次之，半夏、茯苓、苍术、白术、官桂、干姜皆要药耳。"他主张一方面通利小便，使湿有出路；另一方面便是益脾顺气，脾气健运则湿邪自除。

杨士瀛对于妇女崩中带下的治法也别有见解，《仁斋直指方论·妇人》"论崩中带下"中说："胃者，中央之土，又所以主肌肉而约血水也。卫气与胃气俱虚则肌弱而肤空，血之与水不能约制，是以涓涓漏卮，休作无时而不暂停矣。"对脾统血的机理进行了深刻阐释，认为脾统血，脾健则血有所归摄；卫气者，所以温分肉、充皮肤、肥腠理、司开阖，卫气充则开阖有节，崩带不作。崩中带下病证临床一般治法是固崩止带，而杨士瀛认为，"然则封之止之，其可不加意于固卫厚脾之剂乎？此桂枝附子汤以之固卫，而人参、白术、茯苓、草果、丁香、木香，以之厚脾，二者俱不可缺也"，主张治以健脾固卫。

杨士瀛还擅长治疗儿科疾病，儿科临证尤其重视顾护脾胃，对儿科各种实证、虚证、虚实夹杂证，治疗时或先祛邪、后和胃气，或以和胃健脾为主，或祛邪与和胃相合。杨士瀛顾护脾胃，以防内虚的治疗原则，在《仁斋小儿方论》的每个病症中无不发挥得淋漓尽致，这与他对小儿生理的认识密不可分。杨士瀛关于"小儿易虚实，脾虚不受寒温，服寒则生冷，服温则生热""小儿神气嫩弱"（《仁斋小儿方论·脾胃》）等观点，建立在钱乙小儿脾胃理论的基础上，并对后世小儿"脾常不足"理论产生影响。《仁斋小儿方论》5卷中所收载的方剂，无论虚证、实证都有调中和胃的汤方。如"初生"篇中的益脾散，"变蒸"篇中的调气散，"惊风"中的生气散、银白散、茯苓二陈汤、异功散、参苓白术散、和中散、醒脾散等，占全书348方的近1/5。其中，参、苓、术、草等补胃气，木香、白扁豆、山药、陈皮、陈仓米、茴香、丁香、枳壳、川朴等温胃补脾之药，无论在补虚方或泻实方，还是在温剂或凉剂中均多次出现。这些足以说明杨士瀛对小儿脾胃的重视，是其治小儿病最根本的指导思想。

（4）补脾多用甘温之剂

杨士瀛依据《内经》"土生甘，甘生脾"之论，重视脾喜刚燥，得阳始运，其气主升的特性，认为甘则补脾，温则升阳，以甘温之品，补脾益气以升阳。所以杨士瀛善用甘温健脾药物，尤其是脾胃虚弱者，甘温之品是必用之药。如人参、黄芪、甘草、丁香、干姜、良姜、肉桂等温中之药最为常见，体现了其甘温补脾的学术特点。

杨士瀛的儿科临证组方用药，以温补为主，但又强调脾虚不受寒温，服寒则生冷，服温则生热，"不可峻温骤补"及"妄表过凉"，主张"小小分剂调而平之，药以平剂和胃"，同时对性味峻猛辛烈的药物和攻伐、有毒之品的应用持慎重态度。虽然杨士瀛强调"切不可过用寒凉及银、粉、巴、硝"等攻下之品，但是对于一些病情危急的"当下之病"，又主张"当攻则攻"，切勿延缓病情，并提出下后调胃扶正的治法。杨士瀛重视小儿生理特点的组方用药经验，至今仍具有一定参考价值。《仁斋小儿方论·疮疹》中指出，"阳明主肌肉，胃气不可一日而不强也"，认为痘疹是"毒壅于皮肉间与脉络之处"，气血并隆能制毒，方用保元汤（人参、黄芪、甘草），性味甘温，专补中气而能泻火，故虚火非此不去也。杨士瀛针对痘疹内陷乃气血亏虚之病机，善用温补之人参、黄芪、甘草，调补脾胃，化生气血，托毒外出，从脾胃立论治疗久治不愈的痘疹诸证。

（5）五脏之中皆有脾气

杨士瀛认为，脾为土脏，灌溉四旁，是以五脏之中皆有脾气，而脾胃之中亦皆有五脏之气；所以善治脾者，能调五脏，即所以治脾胃。杨士瀛论治脾胃，不仅直接补脾胃，而且注重脾胃与其他脏腑之间的整体关系，运用五行生克规律和脏腑的整体关系确定治疗原则；认为脾胃病证的病位虽在脾胃，但亦不可拘泥于脾胃，脾胃有病，自然应该调理脾胃，还应注意其他四脏对脾胃的影响，治疗时兼从他脏施治，以达到治疗脾胃病的目的，能治脾胃而使食进胃强，即所以安五脏。如杨士瀛《仁斋小儿方论·疳》论疳证诊治时说："疳皆脾胃受病，内无津液而作也。"但他又明确指出，"疳曰五疳，病关五脏，以脏别之"，认为疳证的发生，病位虽在脾胃，亦与其他四脏密切相关，因此把疳证分为心疳、肝疳、脾疳、肺疳、肾疳5种证候类型，并根据不同的证型，运用不同的方药进行治疗。如用茯神丸清心安神以治心疳、天麻丸平肝息风以治肝疳、灵脂丸消积和胃以治脾疳、清肺饮清肺热以治肺疳、地黄丸滋阴养血以治肾疳等，体现了杨士瀛从肝、心、脾、肺、肾五脏施治，以达到治疗脾胃病的目的。

总之，杨士瀛重视脾胃，对脾胃理论多有发挥。其儿科著作《仁斋小儿方论》以善于调治脾胃而著名，提出了小儿"脾常不足"的观点和脾惊、脾疳之说，以生胃气、和胃气、益脾气为治法。杨士瀛对脾胃的生理特点认识深刻，以脾胃为核心，对与脾胃有关的各种疾病的病因、病机做了精辟的阐发，指出"凡人以胃气为本，惟治病亦然"；临证诊病步步以顾护脾胃为重，论治疾病亦常从脾胃出发，对后世医家颇有启迪意义。杨士瀛针对脾胃病变的不同病机和临床表现，临证时思路独特，调理脾胃方法多样。如调理胃气，扶正祛邪；调理脾胃，燥湿得宜；各科证治，兼顾脾胃；补脾多用甘温之剂；五脏证治皆兼顾脾气等。

（四）血气者，人身之根本

《内经》对气血的生成、运行和相互关系，以及病变治疗，均有丰富的论述，后世医家多有所阐发。杨士瀛对气血学说的完善起了很大作用。《仁斋直指方论》一书，全面论述了气血的生理及其相互关系，气血诸疾的病因病机、临床证候、辨证要点、治疗规律、用药特点等，强调血气为人身之根本，率先提出"气者血之帅，血随气行"的气血相关理论，治疗气血病变"调气为上，调血次之"。

1. 气血的生理

（1）血气为人身之根本

气血是人体最宝贵的物质，如《素问·调经论》云："人所有者，血与气耳。"人之所以有正常的生理功能，是因为血气和、荣卫通。如《灵枢·天年》谓："血气已和，荣卫已通，五脏已成，神气舍心，魂魄毕具，乃成为人。"《仁斋直指方论》专列"血荣气卫论"，对"营卫气血"的定义、生成、运行、病变均有精辟论述。杨士瀛在《仁斋直指方论·总论》"血荣气卫论"中，开宗明义指出："人之一身，所以得全其性命者，气与血也。盖气取诸阳，血取诸阴。人生之初，具此阴阳，则亦具此血气，血气者，其人身之根本乎。"他认为气血为人身之源，为生命活动之基础。"血何以为荣？荣行脉中，滋荣之义也。气何以为卫？卫行脉外，护卫之意也。然则荣与卫气岂独无所自来哉？曰：人受谷气于胃，胃为水谷之海，灌溉经络，长养百骸，而五脏六腑皆取其气。故清者为荣，浊者为卫，荣卫二气周流不息。"说明水谷精微化生荣卫气血，气血濡养脏腑经脉，使其发挥各自的功能。杨士瀛依《灵枢·营卫生会》之旨，认为气取诸阳、血取诸阴，"男女气血则一论"指出，"血气即阴阳也，不论男女长幼均具之"（《仁斋直指方论·总论》）。

杨士瀛根据《内经》气血理论，进一步阐发了人身气血的重要作用，云："人具此阴阳即有此血气。气，阳也；血，阴也。男以阳为主，则阳胜乎阴；女以阴为主，则阴胜乎阳。气血之为病，男女则同耳。人皆知百病生于气，又孰知血为百病之胎乎？血犹水也，水行地中百川，理则无壅遏之患，人之血脉一或凝滞于经络、肠胃之间，百病由此而根矣"（《仁斋直指方论·血》）。气为卫，血为荣，荣血行于脉中以滋荣，卫气行于脉外以护卫。虽阴阳气血随先天而来，而其化生又有赖于脾胃水谷之气，这也是杨士瀛临证注重脾胃的原因之一。谷气化生荣卫，二气周流不息，阴阳相贯，相随不离，灌溉经络，长养百骸，常相流通，则人体安康无病，故"阳主气，气为卫，阴主血，血为营，气血二者，俱不可一日馁矣"（《仁斋直指方论·虚汗》）。

由于气血是维持人身生命的根本物质，所以杨士瀛十分重视对气血的养护和调治。如其在《仁斋直指方论·虚劳》中指出："夫人所以根本此性命者，气与血也。若男若女，气血均有，独不能保而有之。终日役役，神倦力疲，饥饱越常，喜怒失节，形寒饮冷，纵欲恣情，遂使五脏气血俱虚，此五劳之所从始也，六极七伤类焉。"强调规律生活，谨养气血对人体健康的重要意义。

（2）气者血之帅，血随气行

《灵枢·营卫生会》云："血之与气，异名同类。"指出气血同源于水谷精气，二者在生理情况下相互联系，不可分离；在病变情况下彼此影响，互为因果。对于气血关系，杨士瀛以自然界风和水来比喻气和血的关系，在"血荣气卫论"条首次提出："夫血譬则水也，气譬则风也，风行水上有血气之象焉。盖气者，血之帅也，气行则血行，气止则血止，气温则血滑，气寒则血凝，气有一息之不运，则血有一息之不行。"（《仁斋直指方论·总论》）其强调气的推动作用是血液循行的动力，气对血具有统帅作用，无形之气可统有形之血。如《仁斋直指方论·诸气》云："人以气为主，一息不运则机缄穷，一毫不续则穹壤判。阴阳之所以升降者，气也；血脉之所以流行者，亦气也。营卫之所以运转者，气也；五脏六腑之所以相养相生者，亦此气也。盛则盈，衰则虚，顺则平，逆则病。气也者，独非人身之根本乎？"《仁斋直指方论·虚劳》云："人以谷气为本，所谓精气、血气由谷气而生。"杨士瀛从气机升降运行、生养五脏的角度，强调气的重要性，认为气相对于血而言，在人身更具有根本性。他在论述具体病证时，也常常遵循"气为血帅，血随气行"的思想，如其论"吐血"，认为"血随气行，气逆而上奔，则血不循于经络而涌吐矣"（《仁斋直指方论·证治提纲》）；论治出血诸证，《仁斋直指方论·血》云："出血诸证，每每以胃药收功。盖心主血，肝藏血，胃者又所以生其血，而能使真气归原，故其血自止。《经》又云乎，血随气行，气逆则血逆，于此尤当加意。"杨士瀛"气为血帅，血随气行"的观点，受到后世许多医家的推崇。明·赵献可因此提出了"有形之血不能速生，无形之气所当急固"的名言；清·唐宗海则加以发挥，有"气为血之帅，血随之而运行，血为气之守，气得之而静谧"之说。

2. 气血失调

（1）气血失调，百病由生

《素问·八正神明论》云："血气者，人之神，不可不谨养。"气血流通是健康的前提，若气血运行不畅，则会导致疾病的发生。正如《素问·调经论》所云："血气不和，百病乃变化而生。"杨士瀛尊《内经》之旨，不但指出气血失调是疾病发生的主要原因，而且详细论述了气血为病的种种临床表现。如《仁斋直指方论·总论》"血荣气卫论"曰，血荣气卫"一室碍焉，则百病由此而生"，认为人体疾病的产生无不涉及气血，气血失调乃百病之本。如杨士瀛《仁斋直指方论》卷二十六对妇女的月候、胞胎、产育等生理功能，以及带下、崩中、漏下、血家等病证特点进行阐述，认为气血是人体生命活动的重要物质基础，疾病的病因虽然复杂多变，但均以气血阴阳为辨证机要。如《仁斋直指方论·妇人》指出，妇女必须"血气和平，阴阳调顺，则精血聚而胞胎成"，"血性得热则宣流，得寒则凝涩"，如"血气不调，阴阳愆伏"则引起月候周期的异常。若阳气乘阴，则血热流散，导致"过于阳则经脉前期而来"；若阴气乘阳，则内寒血涩，导致"过于阴则经脉后期而至"。杨士瀛对妇女产前与产后气血盛衰、虚实状态的变化，均有独到论述。对于妇产科生理和病变机制的阐释，充分体现了其重视荣卫气血理论的思想；气血失调产生病变，临床表现上气病与血病有所不同。

（2）气病为患——百病生于气

《仁斋直指方论·总论》"血荣气卫论"条在论述气病为患时，认为气病因部位不同，临床表现也有多种，常发"寒、热、恚、怒、喜、忧、愁，聚而为积、痞、疝、瘕、癥、痃、癖"。杨士瀛还描述气逆、气滞、气陷等症状说："上为头旋，中为五隔，下为脐间动气，或喘促，或咳噫。聚则中满，逆则足寒，凡此者，气使之然也。"即气之为病，"发"而为寒、热及情志病变，"聚"而为癥瘕积聚病变，"上"而为"头旋"，"下"而为"喘促"或"脐间动气"。《仁斋直指方论》卷五专设"诸气方论"，论述气的重要性及气病病因和病症。杨士瀛认为在气血关系中，气为主导，其云："人以气为主，一息不运则机缄穷，一毫不续则穿壤判。阴阳之所以升降者，气也；血脉之所以流行者，亦气也。营卫之所以运转者，气也；五脏六腑之所以相养相生者，亦此气也。盛则盈，衰则虚，顺则平，逆则病。"他将气病的病因归结为"七情相干"，认为七情过极常引起气机升降失调，导致气病的发生，言："气也者，独非人身之根本乎？人有七情，病生七气。七气者，寒、热、怒、恚、喜、忧、愁，或以为喜、怒、忧、思、悲、惊、恐，皆通也。"气的病变，常见"痰涎凝结，如絮如膜，甚或梅核窒碍于咽喉之间，咯不出咽不下，或中满艰食，或上气喘急，曰气隔、曰气滞、曰气秘、曰气中，以至五积六聚，疝癖瘕癥，心腹块痛，发即欲绝，殆无往而不至矣"。

（3）血病为患——血为百病之胎

《仁斋直指方论·总论》"血荣气卫论"在论述血病为患时指出，血之为患，"其妄行则吐衄，其衰涸则虚劳。蓄之在上，其人忘；蓄之在下，其人狂"。杨士瀛还描述了血寒、血热等表现，指出"逢寒则筋不荣而挛急，夹热则毒内瘀而发黄。在小便者，为淋痛；在大便者，为肠风。其于妇人，月事进退，漏下崩中，病犹不一。凡此者，血使之然也"。《仁斋直指方论》卷二十六专设"血论""血疾证治""诸血方论"，论述血的重要性及血病病因和病症。如《仁斋直指方论·血》指出："人皆知百病生于气，又孰知血为百病之胎乎？血犹水也，水行乎地中百川，理则无壅遏之患，人之血脉一或凝滞于经络、肠胃之间，百病由此而根矣。"杨士瀛认为血液流遍全身，无处不到，人体脏腑组织无不依赖血液濡养，因而血流"理则无壅遏之患"，然"人之血脉一或凝滞于经络、肠胃之间"，而导致血病发生，或因"血得寒则闭涩，得热则宣流，营气虚竭"，均为"百病之根"。血病临床常出现"乍寒乍热，发黄发斑，谵妄惊狂，烦闷呕恶，痴痰，自汗，烘热，虚劳，尿淋，漏崩，吐衄咳唾"，甚则"眩运厥冷，昏愦迷妄，块痛瘀疼，起止遗溺"等病证。杨士瀛认为，凡此多由血的寒、热、虚、瘀，或气病及血而致。杨士瀛的这些观点，被明·张景岳的《景岳全书》收录。

3. 气血病变的治疗

杨士瀛临证重视气血调治，其选方用药颇具特色。临证用药乃循气血相关理论，所论病证及用药情况，体现了调气为上，调血次之；血病伏隐，不可忽略；调血配以调气，治气配以调血；重视气机调理；调气血必用温中之剂；气血辨治与脏腑辨治相结合等学术特点。

（1）调气为上，调血次之

对气血疾病的调治，杨士瀛遵循《素问·八正神明论》"血气者，人之神，不可不谨养也"之诫，重视谨养气血，以保证人身健康。如《仁斋直指方论·证治提纲》"血滞"条云："人之一身，不离乎气血。"《仁斋直指方论·总论》"血荣气卫论"条云："人之一身，所以得全其性命者，气与血也。盖气取诸阳，血取诸阴。人生之初，具此阴阳则亦具此血气，血气者，其人身之根本乎。"杨士瀛认为，气血多以卫、营两种形式体现，指出"血何以为荣？荣行脉中，滋荣之义也。气何以为卫？卫行脉外，护卫之意也"。

气血充盈协调，营卫周流不息，则气血发挥正常功能，身体健康。其言"二气者，常相随而不相离也。夫惟血荣气卫常相流通，则于人何病之有"，指出气血不足或运行障碍，则百病由此而生矣。之后并详述气血病证，不仅体现了杨士瀛对人身气血的重视，且为后世气血辨证提供了重要参考。

关于调养之法，杨士瀛遵循《内经》气血相关之意，主张"调气为上，调血次之"，因为"气者，血之帅也，气行则血行，气止则血止，气温则血滑，气寒则血凝。气有一息之不通，则血有一息之不行"（《仁斋直指方论·总论》）。因此，应先治气后治血。《仁斋直指方论·诸血》曰："夫人生之血，赖气升降，气升则升，气降则降，气逆则逆，气和则和，气浊则乱，如此失血，岂不皆由气浊遇热妄行之所致也。大抵治血莫先清热，气清则血和，气浊则血乱。斯言信矣。大凡失血，当先辨其血出何经，当用此经清气之药，然后凉血，审其虚实调治之。"他强调"调气之剂，以之调血而两得，调血之剂，以之调气而乖张"。气之有病，本当调气；而血之有病，则未尝不可先调其气，或兼以调血，或继以调血；对气血同病者，调气之品往往兼有调血之功，反之，调血之药并没有调气之效，亦"调血之剂，以之调气而乖张"（《仁斋直指方论·总论》）之意。如木香、官桂、细辛、厚朴、乌药、香附、三棱、莪术之类，用以调气为主，但用之调血亦颇有作用。反之，如当归、地黄等药，用之血证十分恰当，而用于气证则功效较低，甚至由于其性滋腻，反而阻碍脾胃气机而加重病情。由于"气取诸阳"，因而治疗上要"先阳后阴"。清·吴瑭《温病条辨·治血论》进一步发挥曰："血虚者，补其气而血自下；血滞者，调其气而血自通；血外溢者，降其气而血自下；血内溢者，固其气而血自止。"杨士瀛治疗气血病"调气为上，调血次之"的治则是有其理论和临床实践基础的，且对后世颇有影响。

但杨士瀛又同时强调"调气为上，调血次之"是常法，若已有瘀血、败血阻滞气道，又当先去其血，再调他疾。如论治五脏气血俱虚之虚劳病时指出，"但以滋养营血为上，调平脏气次之，某病某药，又于养血调气之中而增益也"（《仁斋直指方论·虚劳》），此又是活法。血药、气药各有所益，正如其所云："善用药者，其间剂量而佐助之。"

（2）血病伏隐，不可忽略

依据"调气为上，调血次之"的治法，当时民间医者尤喜用沉香、苏合香等芳香调气、理气的药物，曾一度出现重于气而略于血的治疗倾向。杨士瀛针对这种"人之有病皆知调气，而血之一字念不到焉"（《仁斋直指方论·总论》），"人皆知百病生于气，又孰知血为百病之胎乎"（《仁斋直指方论·血》），"皆血之为患，伏于冥冥之中而不可测识矣"（《仁斋直指方论·总论》）的现状，特别列举了临床上许多常见的证候，如症有水有血、滞血发热、身体血滞作痛，以及神志昏昏、惊狂冒闷、烦渴呕吐、语短内疼、鼻衄唾红、眼红面赤、骨热肤烘、肠垢尿多、胸满顽痰、谵语多汗、四肢厥冷、懵不知人（《仁斋直指方论·总论》）等，不问男子妇人，皆血证耳。他指出，"世俗循习，其能以男子之诊为血证乎"（《仁斋直指方论·总论》）是错误偏见，提醒医者"不问男女老少，血之一字请加意焉"（《仁斋直指方论·总论》）。杨士瀛辨证重视气与血的不同证候，但在治疗上，关于调气与调血的关系，自有一番见解。他在《仁斋直指方论·总论》"血荣气卫论"中说："病出于血，调其气犹可以导达病源。于气，区区调血何加焉？故人之一身，调气为上，调血次之，是亦先阳后阴之意也……病有标本，治有后先，纲举而目斯张矣。"可见，虽然杨士瀛主张气为血之帅，但并非忽略对血证的调治，反而一再强调论治血证的重要性。以上见解，不但在当时足以振聋发聩，即使在今天仍有其重要的参考价值。

杨士瀛对瘀血证的论述，对后世医家尤有启发。其在《仁斋直指方论·证治提纲》"血滞"条中指出，"人之一身不离乎气血，凡病经多日疗治不痊，须当为之调血"，主张"久病多瘀"说，与叶天士"久病入络"说旨意相同。久病之瘀血，外证主要表现为"痰呕、烦渴、昏愦、迷忘、常喜汤水漱口"（《仁斋直指方论·证治提纲》）等。瘀血还可引起发热，"滞血发热"条云："其人脉涩，必有漱水之证，必有呕恶痰涎之证，必有两脚厥冷之证，亦必有小腹结急之证，或唾红，或鼻衄，此皆滞血作热之明验也"（《仁斋直指方论·证治提纲》）；引起身痛，"经络壅闭，血流不行，肠肉骨节为之刺痛"（《仁斋直指方论·证治提纲》）；引起身体胸腹隐热、隐疼、拘急及足冷等。另外，产妇产断赶血未尽，又感受风寒湿之邪，能"使败瘀凝为血块，是谓血母，冲筑硬痛"，故杨士瀛提倡"凡新产，须就床上赶血，下帐避风"（《仁斋直指方论·证治提纲》），以防患于未然。在病位上，他指出上焦瘀血使人忘，下焦瘀血使人狂，"上焦瘀血，小便必难，下焦瘀血，小便必自利"，主张通过小便利否来判断病位，简明得当。在诊断上，杨士瀛强调脉症合参，除了上述症状外，脉象上"夹血者，脉来乍涩乍数，闪灼明灭，或沉细而隐伏也。若夫血与热交攻，则左手寸关按之洪盛"（《仁斋直指方论·总论》）。

在对瘀血证的治疗上，杨士瀛重视调畅心肝，又注重养护脾胃。在活血之中佐调气疏通之品，临床喜用四物汤、小柴胡汤、犀角地黄汤、桃仁承气汤等名方，并善于化裁，用药上喜用当归、川芎、芍药、白芷、五灵脂、桃仁、柴胡、黄芩、青皮、橘皮、半夏、枳壳、桔梗、大黄、木通、甘草等。如其治伤寒留蓄恶血证，常于小柴胡汤内加五灵脂，以黄连赤茯苓汤佐之，认为心生血，黄连、茯苓皆清心凉血之剂，所以收功；又言"血结者，汤剂中入醋为佐"，盖醋有散瘀血、破结气、消痈肿，以及止卒心痛、血气痛之功，待宿瘀利去，又以茯苓、茯神、川芎、甘草等调理，然后可愈。另外，败血日久，或与酒、气相结，而成"血鳖""气鳖""酒鳖"等，病情怪异，治法上又用芜荑、硫黄为末，老酒调下以杀其毒，嗣后以理中汤、沉香降气汤各半温胃益血，以温和之法缓消之。这些都充分体现了杨士瀛重视调血的思想。

（3）调血配以调气，治气配以调血

其一，调血方中配以调气药。杨士瀛认为，治气虽在治血之先，然而这仅是治疗的先后不同，并非治血可忽略之。他针对当时部分医者，临证只重于气而略于血的弊端，指出"人之有病皆知调气，而血之一字念不到焉"，"人皆知百病生于气，又孰知血为百病之胎乎"。由于血证的表现常是"伏于冥冥之中而不可测识"，不为人们所重视，因此他对血证的临床表现详加描述，供人辨析，告人多加留意。如《仁斋直指方论·总论》"男女气血则一论"云："凡神志昏昏，惊狂冒闷，烦渴呕吐，语短内疼，鼻衄唾红，眼红面赤，骨热肤烘，肠垢尿多，胸满顽痰，谵语多汗，甚至四肢厥冷，懵不知人，不问男子妇人，皆血证耳。"其脉象表现，多是"乍涩乍数，闪烁明灭，或沉细而隐伏也"，要求医者临证须加细辨。治血大法，可运用"先去其血，而后调之"，杨士瀛不但指出"小柴胡汤、犀角地黄汤、桃仁承气汤，皆其要药"，又制定血证的治本之法，即"出血诸证，每每以胃药收功"，脾胃为气血生化之源，运用健脾益胃，"胃者又所以生其血，而能使真气归元"（《仁斋直指方论·血》）。他认为《经》所谓先去其血，然后调之，良有以也"（《仁斋直指方论·血》），指出祛除瘀血是调血的前提，"若夫血有败，瘀滞泥乎诸经，则气之道路未免有所壅遏，又当审所先而决去之"（《仁斋直指方论·血》）。

杨士瀛在"血疾证治"中，从血热、血寒、血虚、血瘀等类型，对血疾进行辨证治疗。如血热所致的各种出血证，多选用清热凉血止血的茅苏汤、蒜连丸、阿胶散等；血寒所致的肢体冷痛，或虚寒出血证，多选用温经散寒的和剂来复丹、甘草干姜汤、理中汤加木香，或局方七气汤加川芎；血瘀证多出现身体各部位的疼痛，选用桃仁承气汤、桂香丸、调荣汤、交济散等，方中除活血祛瘀药物外，多加入行气理气药物；血虚所致的各种虚损证，或崩漏，或血气虚的出血证，常用补血配以补脾健胃、益气理气之法，选用加减四物汤或当归建中汤、人参汤、参苓白术散等。杨士瀛"出血诸证，每每以胃药收功"的观点被《杂病广要》收录。从"血疾证治"篇所载录的 61 首方剂看，有补血和血、凉血止血、活血祛瘀之不同。方中除了理血的药物外，多配以理气行气的药物，如治血崩用芎归汤加木香；治嗽血、咯血，用大阿胶丸加木香；治吐血、咯血，用人参汤；治阳虚出血证，用理中汤加木香；治血虚腰腹痛，用当归建中汤加木香。此篇中有 9 首方剂用了木香。另外，杨士瀛也常用官桂、细辛、厚朴、乌药、香附之类药物，称此类药"治气可也，治血亦可也"。杨士瀛治出血证，常于补血之中配以补脾健胃、益气理气之法，正如其所言多配以理气、温中、行气的药物。如治妇人诸疾，常用四物汤加炒吴茱萸为主方，称此类药"治气可也，治血亦可也"（《仁斋直指方论·总论》）。其调血方中配以调气之药的治疗方法，对临床有一定的指导意义，为后世医家所沿用。

其二，治气方中配合调血药。杨士瀛临证用药重视气血兼顾，治气方中配合调血药物，体现了他运用阴阳血气相互依存的观点。例如，治中寒证时，除了运用温养肾气的药物外，还配以官桂、当归等温养血脉药物。杨士瀛指出："温肾而不知温血，恐未必有十全之功。"如论治风缓证，他认为病因是"脾胃虚弱，肝肾气虚"，故治以补肝肾、强筋骨的同时，配用麝香、当归、五灵脂、没药等活血化瘀药。又如，治脚气病也以理气调气配以活血药物为主要治法。《仁斋直指方论》中风缓证治载方 11 首，涉及中药 69 味，其中用药频次 3 次以上的中药 11 味。杨士瀛在 11 首方剂中有 7 首方剂用到附子（入心、肾、脾经），取其温补脾肾之阳、散寒止痛之功效；以当归（入心、肝、脾经）、麝香（入心、脾经）、乳香（入心、肝、脾经)、没药（入心、肝、脾经）补血活血化瘀；虎骨[①]、牛膝（入肝、肾经）补肾健骨，牛膝且具有活血祛瘀作用，这些药物大多入脾经，此用药方法大概是杨士瀛治疗脾胃虚弱所致风缓一证的"活法用之"之处，以及在风缓的治疗上体现其善于调血的用药特点。杨士瀛临证重视气血互根和相互为用的关系，治气顾及调血，治血配以治气。他在《仁斋直指方论》一书诊治内、外、妇科疾病中对此均有较多的论述。

（4）重视气机调理

杨士瀛《仁斋直指方论·总论》"血荣气卫论"指出："荣卫二气周流不息……血荣气卫常相流通，则于人何病之有？一窒碍焉，百病由此而生矣。"杨士瀛认为，气机升降有序，气血运行正常，则脏腑功能正常。为此，他十分重视调理气机药物的运用。气病范围相当广泛，杨士瀛根据不同病证进行辨证选方用药。调气机首重健脾气，如《仁斋直指方论·血》"血疾证治"云："出血诸证，每以胃药收功，用木香理中汤，或参苓白术散二分，枳壳散一分（方见诸气类），夹和米汤，乘热调下，或真方四君子汤夹和小乌沉汤，米汤调下。以上并用姜枣略煎亦得。上药不惟养胃，盖以调气辈与之并行，若夫桔梗枳壳汤方（见诸气类），夹和二陈汤（方见诸气类），姜枣同煎，入苏合香丸少许佐之，又调气之上药也。"在论治呕吐时，杨士瀛指出："胃之络脉也，阳明之气下行则顺，今逆而上行，谨不可泄……然呕吐者，每每大便秘结，上下壅遏，气不流行。"他主张治呕吐配合运用理气利导之药。又如，咳嗽病，他认为其机理是"气逆痰滞"，故在

---

① 虎骨：虎骨是猫科动物虎的骨骼，具有固肾益精、强筋健骨、舒筋活血等功效。《濒危野生动植物国际贸易公约》禁止附录所列濒于灭绝品种的国际间一切商业贸易，其中就包括虎骨。中国自 1993 年 5 月 29 日起正式禁止出售、收购、运输、携带、邮寄虎骨，取消虎骨药用标准，今后不得再用虎骨制药，与虎骨有关的所有中药成药停产。

运用止咳化痰的同时又配合顺气理气之法，并指出（治疗诸气诸痰、咳嗽喘壅之证）均可用枳壳为佐。治虚劳用滋补之药是常法，但当归、地黄、芍药等常有壅滞之弊，对此杨士瀛配以木香、枳壳等行气消痰之品以调畅气机。杨士瀛治痰涎也重视调理气机，认为"血气和平，关络调畅，则痰散而无"。虚肿是由于脾肾气虚，使得肾水泛滥，浸渍脾土所致。他认为虚肿的治疗应以顺气安脾为要，并载方 20 首，其中 8 首方配有木香、陈皮。诸气证治载方 43 首，涉及中药 124 味。用药频次 4 次以上共 30 味药，其中具有调理气机的药物有 20 味，性味辛温的药物有 19 味，频次较高的中药有甘草、陈皮、木香、干姜、青皮、肉桂、香附、半夏、蓬术、丁香、厚朴等，多为理气温中的药物，这与他提出的调气之剂不可无温中之品相符合。另外，有 12 首方剂用到养血活血祛瘀药如当归、莪术、三棱、五灵脂、没药等。可见，杨士瀛在论治疾病时非常重视调气对人体的重要作用，在治疗诸气证中主要运用调理气机方法，气虚者健脾益气，气实者理气行气或降气，同时注意温中、活血之品的使用。此用药特点对后世产生了深远影响，如朱丹溪在此基础上提出了"治血用行气，治气用行血"的观点。

（5）调气血必用温中之剂

杨士瀛临床调气血的方药，除了常用行气理气、养血活血药外，又主张"不可无温中之剂"。他在《仁斋直指方论·诸气》篇中共载有 43 首方，如和剂七气汤、沉香降气汤、和剂流气饮、枳壳散、大沉香丸等。其中，有 24 方配有肉桂、附子、干姜、丁香等辛温或辛热药物，因"气温则血滑，气寒则血凝"，是取其温通以利于气血运行之意。此法对临床用药颇有参考价值。其中，11 首方配有干姜，10 首方配有肉桂等辛温和辛热药物。在《仁斋直指方论·血》"血疾证治"中共载有 61 首方，其中，肉桂、干姜各在 9 首方配用，用药频次也是较高的。如气结生痰的治疗，杨士瀛选用陈无择的三因七气汤及指迷七气汤、易简二陈汤，治疗以行气化痰的药物为主外，又配合温中之品，杨士瀛指出："气结则生痰，痰盛则气愈结，故调气必先豁痰，如七气汤以半夏主治，而官桂佐之，盖良法也。况夫冷则生气，调气虽用豁痰，亦不可无温中之剂，其间用桂，又所以温中也。"（《仁斋直指方论·诸气》）此说有其独到之处，在此之前，医者在治疗气结生痰时尚未提及应用温中之药。另者，在七情相干、气道壅滞时选用指迷七气汤中，杨士瀛多用大量莪术等破血祛瘀药物。

另外，在治疗水饮、胀满、痰涎、虚肿、风缓等病证中，杨士瀛使用的调理气血药物均偏温，认为"血得温则流，气得温则和畅"。此是取其温通以利于气血运行之意，该法对临床用药颇有参考价值。

（6）气血辨治与脏腑辨治相结合

杨士瀛在调血时，十分注重五脏之间的相关性，其在"五脏所主论"中言"心肺在上主脉气也，肝肾在下藏精血也，脾居中州又所以为精血脉气之养也"（《仁斋直指方论·总论》）；又在"血荣气卫论"中言"心为血之主，肝为血之脏，肺为气之主，肾为气之脏"（《仁斋直指方论·总论》），通过气血理论将五脏有机地联系在一起。他强调既要调出血之"心"脏，亦毋忘调纳血之"肝"脏；在调气时，既要知气之出于肺，亦要知气之纳于肾，从而使荣卫气血辨治与脏腑辨治有机结合，这也是其"常从五脏相关角度阐发诸门病证"的体现。杨士瀛对于不同药物与脏腑气血的关系有深刻论述，如《仁斋直指方论·诸血》云："余故陈其气味，专司之要，不可不察。如川芎，血中气药也，通肝经，性味辛散，能行血滞于气也。地黄，血中血药也，通肾经，性味甘寒，能生真阴之虚也。当归分三，治血中主药也，通肝经，性味辛温，全用能活血，各归其经也。芍药，阴分药也，通脾经，性味酸寒，能和血，治虚腹痛也。若求阴药之属，必于此而取则焉。"杨士瀛将脏腑理论与气血理论有机结合起来，用于临床各科诊治，为中医脏腑理论的发展做出了一定贡献，对后世医家颇有启迪。当代有些学者就提出以脏腑辨证为中心、结合气血辨证的"脏腑基本病机"为轴心，多角度、多层次指导辨证论治，对推动中医治疗规范化有良好的导向作用和实际意义。

综上可见，杨士瀛作为福建南宋时期集内、外、妇、儿为一身的医学大家，全面地论述了气血的生理及相互关系，气血诸疾的病因病机、临床证候、辨证要点、治疗规律、用药特点等，对气血学说的完善做出了重要贡献。他首次提出"气者血之帅也，气行则血行，气止则血止，气温则血滑，气寒则血凝，气有一息之不运，则血有一息之不行"。临证重视气血调治，对气血病变的治疗选方用药颇具特色，其临证用药遵循气血相关理论，治疗思路主要有：调气为上，调血次之；血病伏隐，不可忽略；调血配以调气，治气配以调血；重视气机调理；调气血必用温中之剂；气血辨治与脏腑辨治相结合等。在论治"诸气""血疾"及其他内外科疾病时，重视气血失调的致病因素，从总结分析的病证辨证用药中，可以看出其气血理论和调治气血的用药规律。杨士瀛重视气血的学术思想对今天的临床实践仍颇具指导意义。

（五）治疗圆机活法，创见颇多

杨士瀛对各种常见疾病，通过一系列缜密诊断辨证，分析疾病的病因和病机变化，确立相应治则治法，并在此基础上组方遣药，形成了自己独特的方药特色。正所谓"方从法出，法随证立，方以药成"，因证用药，圆机活法。杨士瀛在临床治法制方用药方面颇有发挥和创见。其处方用药的特点在临床上颇具指导意义，具体体现在以下几个方面。

1. 博采众方，因证用药

（1）博采众方，悉心钻研

杨士瀛生活于南宋时期，出生于中医世家，自幼习医，悉心钻研前代医学，上至汉魏、西晋，下逮隋唐、北宋的诸家医籍，莫不搜览殆遍，研究颇深。其间方药本草著作大量出版，给杨士瀛治学、临证提供了有利条件。杨士瀛所著《仁斋直指方论》《仁斋小儿方论》等载方十分丰富。据不完全统计，其不仅引用了《伤寒论》《金匮要略》《汤液》《千金要方》《千金翼方》《外台秘要》《颅囟经》《金匮玉函》《集验》《幼幼新书》《南阳活人书》《太平圣惠方》《玉匮金钥》《太平惠民和剂局方》《病机机要》《普济本事方》《小儿药证直诀》《苏沈良方》《博济方》《宣明论方》《兰室秘藏》《易简方论》《三因方》《疖论》《脾胃论》《证治论》《信效方》《济生方》《百一选方》《杨氏家藏方》《全生指迷方》《刘涓子神仙遗论》《妇人产育宝庆集》《鸡峰普济方》《究原方》《集验背疽方》等医籍，而且还引用了《夷坚志》《大藏经典》等非医学书籍中的方剂，以及仓公、华佗、王叔和、刘昉、朱肱、董汲、张涣、初虞世、苏澄、陈文中、刘完素、刘元宾、庞氏、孙用和等医家名方，保存了大量名方、效方。这些方剂及方论，不但是杨士瀛临床诊治的主要理论依据，而且为中医方剂学做出了一定的贡献，受到后世医家的重视。比如《普济方》引用《仁斋直指方论》250余篇。据统计，《仁斋直指方论》所载方剂中，除去重复和朱崇正附遗者，共有1184首，其中无名方（只标注"又""又方"等）共153首，多为民间验方。有些方剂在各门疾病中反复出现，并常有加减变化和独特见解。据此不但可判断杨士瀛擅长运用的方剂门类，也能体会他穷究医理、博采各家之长、悉心钻研的独到之处。杨士瀛学术思想的渊薮，体现于其所有著作的字里行间。严谨而实事求是的治学态度，使他能够撷采前人有效方剂并参以祖传验方而留传于世，这其中当然不乏杨士瀛在个人临床实践中所积累的用药遣方的心得体会。

（2）穷究医理，因证用药

杨士瀛《仁斋直指方论》《仁斋小儿方论》在每卷所列内容中，每篇病证先设"方论"，系统阐述每一病证的概念、病因病机、临床表现及相关鉴别，深刻探究该病证的医学原理，并将其本人的学术思想贯穿其中，往往有独到的见解。如对中暑的论述，《仁斋直指方论·暑》指出，中暑是由于胃气虚，暑邪得以侵入所致的病证，临床常见"脉虚，面垢，自汗，身热背寒，烦闷大渴，倦怠少气，毛耸恶寒，或头疼，或霍乱，或四肢厥冷，但身体无痛"等症状。早在《素问·刺志论》中，已有"气虚身热，得之伤暑"的记载，金元四大家之一的李东垣在《脾胃论》中也论述了中暑发病与脾胃虚弱的关系，杨士瀛则强调胃气虚是致病的主要原因。对风缓的论述，《仁斋直指方论·风缓》认为，风缓常因脾胃虚弱，肢体失养而致，发病机理为"脾主肌肉、四肢，胃为水谷海，所以流布水谷之气，周养一身。脾胃既虚，肢体失其所养，于是风邪袭虚，由腠理而入肌肉，由肌肉而入脾胃，安得不为之缓废乎"，临床常见肢体缓弱、痿软无力等。《中医内科学》五版教材所载由脾胃亏虚、精微不输所致的痿证，与所述风缓之症状有相似之处，病机重点在脾胃二经，多属虚证，足见杨士瀛学术思想所产生的影响。对脚气的论述，《仁斋直指方论·脚气》认为，"肾气内虚，真元不守，凡聚立冷地，久坐卑湿，暴热濯水，凌晨履霜，感受四气于冥冥之中，不为脚气者鲜也"。脚气病虽起于足，但可遍及周身，临床常出现"壮热头痛，或身体冷疼，或百节拘挛，或十指走注，或转筋急痛，或小腹不仁，以致胸满喘息，烦闷怔忡，昏愦羞明，误忘错语，腹痛下利，呕哕痰涎，食气恶闻，见食即吐，大便小便多是秘涩，自腿至膝，自胫及踝，屈弱顽痹，挛急酸疼，或燠不燠，或肿不肿"等症。杨士瀛指出，脚气病是由于肾气内虚，水湿热毒之邪侵袭经络所致的全身性疾病。杨士瀛在《仁斋直指方论·痰涎》中，对痰和饮的异同也有较为深刻的认识，将痰饮分为"痰涎"和"水饮"两门，对各自的形成机理、症状表现、治则治法、具体方药等分而论之。杨士瀛认为，痰的形成与"气脉闭塞，脘窍凝滞"关系密切，而饮则多因"脾土有亏，水浆不化"。他在论及酒家上焦有热，生痰涎，聚饮气，流于项臂发疼痛时，又对痰、涎和饮在上焦的症状表现进行了区分，使痰饮分治之趋势更加明显，"痰"的概念也逐渐摆脱了"饮"的束缚，逐渐形成了痰、饮分论的理论。后世医家多崇其说，如丹波元坚《杂病广要·痰饮》云："稀为饮，稠为痰，此仲景之所不言；然稀稠之分，则其意自见矣。盖古方详于饮而略于痰，后世详于痰而略于饮。诸家唯杨仁斋书析为二门，其他则淄渑无别。此编遵仁斋之例，以易循览。"丹波元坚对杨士瀛的痰饮理论给予了高度评价。以上足见杨士瀛对医理探究之精深。

"方论"之后，杨士瀛罗列其证治，论述方剂使用的适应证，区别不同的病证，据证择方。他所搜之方均系临床实用的方剂，多载历代诸家有效之方和家传有效之方。其采摭既富，选择亦精，使读者明白易晓，心目了然，对病识证，因证得药，故而书名冠以"直指"。如《仁斋直指方论·咳嗽》中云："诸气诸痰，咳嗽喘壅之烦，须用枳壳为佐，枳壳不惟宽中，又能行其气，气下痰下，他证自平。"杨士瀛在痰涎证治中载方15首，涉及中药45味，用药频次3次以上的药物9味，如半夏、茯苓、甘草、天南星、枳壳、生姜、白矾、陈皮、细辛等；具有祛痰功效的药物5味，如半夏、天南星、白矾、陈皮等；具有理气功效的药物4味，如甘草、枳壳、陈皮等。可以看出，其治方中以祛痰、化痰药为主，其次为理气药，旨在使气顺痰消，与其分析的痰饮机理相应。明·戴思恭在《证治要诀》中亦曾有此说："善治痰者，不治痰而治气，气顺则一身之津液亦随气而顺矣。"在《仁斋直指方论·泻痢》中，杨士瀛选方31首，方后常有加减，颇有特色。如其治壮热下痢，用败毒散加陈米汤调服五苓散；冷证下痢用不换金正气散加木香；冷热不调之下利，偏实者用香连丸，久痢积滞已去偏虚者，用真人养脏汤。其香连丸炮制颇讲究：黄连一两以吴茱萸半两炒，去吴茱萸不用；木香一分不见火，不作煎剂，而是醋糊为丸，使黄连之苦寒、木香之辛温均得缓和，不伤肠胃。

　　《仁斋直指方论》卷二"证治提纲"有 53 段均是杨士瀛因证用药的临床宝贵经验，如"阿胶尤大肠之要药，有热毒留滞则能疏导，无热毒留滞则能安平"（"治痢要诀"）。"简径治痢"推荐"蜜最治痢""姜茶治痢法"曰："姜能助阳，茶能助阴，二者皆能消散，又且调平阴阳，况于暑毒、酒食毒皆能解之也，不问赤白冷热通用之。""柴胡退热不及黄芩"条曰："若药弗瞑眩，厥病弗瘳。世俗治热，例用柴胡，最为稳当。至若黄芩一辈，则指为大寒，不敢用之，不思药病不相当，鲜克有济，继令退热而热不去者，须用黄芩。"针对世俗不敢轻用黄芩的保守作风，提出"柴胡退热不及黄芩"之说，认为若柴胡退热而热不去者，须用黄芩。"常山治疟须用大黄为佐"条阐述了佐大黄的缘由："疟家多蓄痰涎、黄水，常山为能吐之、利之，是固然尔。其有纯热发疟或蕴热内实之证，投以常山，大便点滴而下，似泄不泄，须用北大黄为佐，大泄数行，然后获愈。或曰巴豆丸子相依而行，亦能泄也，是又不然。巴豆攻于下积，苟欲荡涤血热，不可以无大黄。凡疟方来与正发，不可服药，服药在于未发两时之先。否则药病交争，转为深害。"此外，还有诸如"疟痢用常山、罂粟壳""发疟呕吐勿用常山""酒家有病勿用温药""滞血发热用药"等，不胜枚举。杨士瀛强调治病如操舟，"操舟在手，当风波震荡之冲，一有转移，则舟覆矣。医权药衡，主持在我，不可偏徇病家所欲，尤不可张皇，使病人惊。间有病家，粗识皮肤，辨难反复，万勿惑焉。又有痊后触犯再复，隐讳不言，须诘问其由，庶得对病施药"（《仁斋直指方论·证治提纲》）。窥一斑而知全貌，体现了杨士瀛因证用药的学术思想和临床经验。

2. 效仿百家，创制新方

（1）尊崇仲景，化裁经方

　　杨士瀛非常尊崇张仲景，对朱肱也甚为赞赏，其在《仁斋伤寒类书·活人证治赋》"论变例法当通变"中说："伤寒格法，张长沙开其源，朱奉议导其流，前哲后贤，发明秘妙，吾儒之孔孟矣。"因此，杨士瀛潜心钻研仲景之书，深得仲景学说奥旨，探究朱肱伤寒学术思想，对医理探究深精，临床应用思路开阔，并在临床实践中不断实践和探索，对伤寒理论也有颇多心得和学术见解。杨士瀛所著《仁斋伤寒类书》，即是在张、朱二家的立论上加以发挥而成。李辰拱随其习医时，杨士瀛亦传授此书给李氏，并言"治杂病有方，治伤寒有法，一法既通，其余可触类而长矣"，可见其对张仲景学术之尊崇。《仁斋直指方论》治临床各科病证，多选用张仲景方药作为病证施治的准则。如书中46种内科病证，有37种运用经方，尤其临证能通常达变，灵活运用，又不拘泥于原方。

如杨士瀛对仲景五苓散的化裁应用，书中运用五苓散40余次。《仁斋直指方论·证治提纲》中治小儿风证有热，"小便赤涩，心热狂吼"，以辰砂五苓散加灯心草，言此法"利大肠矣，利小便矣"；治肾热以灯心煎汤调五苓散，言"瞿麦、灯心煎汤，调真料五苓散渗泄其热邪，水窦一通，勿药有喜"。此外，伤暑烦热证（《仁斋直指方论·暑》），脚气渴多证（《仁斋直指方论·脚气》），湿证小便不利、湿泻身痛证（《仁斋直指方论·湿》），水饮、心下怔忪、水气作喘（《仁斋直指方论·水饮》《仁斋直指方论·喘嗽》），漏浊（《仁斋直指方·漏浊》），停饮眩晕、停饮惊悸（《仁斋直指方论·眩运》《仁斋直指方论·惊悸》），伤湿发疟及小便不利（《仁斋直指方论·疟疟》），小便不通（《仁斋直指方论·秘涩》），泻痢诸证（《仁斋直指方论·泻痢》）等，均用五苓散灵活化裁。杨士瀛对五苓散的禁忌证也有明确论述，如《仁斋直指方论·证治提纲》"孕妇胎热似痢"云："孕妇七八个月，伤暑伤热以致子烦……世俗率用痢药，不知病在胎热子烦，可小柴胡汤下黄连阿胶丸，或用炒阿胶、净黄连各一分，枳壳、北大黄半之，分作两剂，乌梅、姜、蜜煎服，俟其大便调导……若五苓散、感应丸、香连、驻车，非其治也。"他指出孕妇暑热子烦似痢证不可用五苓散、香连丸辈，当以小柴胡汤下黄连阿胶丸以和解调导。

又如，杨士瀛对仲景小柴胡汤的化裁应用，《仁斋直指方论·证治提纲》中有"佐助小柴胡汤""发疟呕吐勿用常山""寒热似疟"等多条论述小柴胡汤的化裁。杨士瀛认为，小柴胡汤能"疏利血毒"，解血热，消恶血，"男女通用"，但药性偏凉，用之贵能加减。当"伤寒留蓄恶血，内外俱热，昏愦谵语"时，如服小柴胡汤不效，则加黄连、赤茯苓、灯心同煎，以增强清心凉血之力；若"大小产，热入血室，小柴胡汤力所不及者"，则加五灵脂增强活血祛瘀之功。小柴胡汤治疗伤寒之少阳病，由于该方有清解胆热、和胃降逆之功效，故杨士瀛多加生姜用以治疗热证之呕吐；加青皮、紫苏治肝热之头痛怯风；加解暑化湿之香薷治伤暑寒热似疟；加枳壳、白芍治饮酒过多，复感寒邪，内热炽盛，烦渴且闷，身体怯寒；加疏利安神之茯苓，以治暑入心包不语证。除《仁斋直指方》卷二外，杨士瀛用小柴胡汤原方治伤暑外热内渴证、暑疟纯热证、温疟热多寒少证，加肉桂治寒多热少证等（《仁斋直指方论·暑》《仁斋直指方论·疟疾》）；治诸热出血又加乌梅以酸收敛（《仁斋直指方论·血》）。

杨士瀛擅用建中汤类方。《仁斋直指方论·虚汗》用建中汤治表虚自汗，其云："本方加黄芪一两，名黄芪建中汤，治虚劳自汗；加当归一两，名当归建中汤，治妇人血虚自汗。其自汗漏不止者，加桂半两，熟附子半个，名桂枝附子汤。"杨士瀛还用黄芪建中汤治伤湿，鼻塞身痛（《仁斋直指方论·湿》）；加半夏曲、生干姜、五味子同煎，空心吞安肾丸，治肾经虚寒，咳嗽痰唾，面色黧黑，小腹动气作痛（《仁斋直指方论·咳嗽》）；加川芎、当归，治血刺身痛（《仁斋直指方论·身体》）；又用当归建中汤治妇人一切血气虚损，加南木香治血气虚损之腰腹痛；如有自汗，则去木香，加人参、白术益气（《仁斋直指方论·血》）等。

杨士瀛对仲景理中汤的运用，既崇仲景而又有新意。理中汤是温健脾阳要方，主治中焦虚寒所致的呕吐腹痛证，故杨士瀛运用此方治疗因脾胃虚寒所致的多种病证，如胃脘停痰冷气刺痛、寒湿眩运、肺寒之咳嗽、中寒之口噤失音、暑家伤冷外热里寒、肠胃虚弱、泄泻频发、湿冷痢疾、胸胁逆冷之心腹绞痛等。本方加木香治虚冷肠风（《仁斋直指方论·肠风》），加厚朴、木香、茯苓治湿冷下痢（《仁斋直指方论·泻痢》）等。又如，《仁斋直指方论·咳嗽》中，杨士瀛将《伤寒论》能够宣肺平喘，治疗外感风寒表实证的麻黄汤，加紫苏、陈皮、辣桂、半夏等药，称加减麻黄汤，用于治疗"肺感寒邪，咳嗽"；将治疗肾阳虚衰，水气内停证的真武汤，加温肺化饮敛气的干姜、细辛、五味子，用于治疗年高气弱的久嗽之证等。

综上所述，杨士瀛宗张仲景之方，灵活化裁，又不越其轨迹，不失原方法度，皆为经验之谈，值得后辈效法。

（2）效法百家，灵活应用

杨士瀛善用经方，但不囿于仲景一家，还善于效法先贤，对诸家效方广为收集，广采众家之长，虚心学习前辈经验，并在临证中结合自己的经验体会，灵活化裁，颇具特色。杨士瀛著作中，除了收载经方外，还采撷运用了诸家名方，仅医书中，涉及的医著就有《肘后备急方》《千金要方》《千金翼方》《圣惠方》《和剂局方》《小儿药证直诀》《妇人大全良方》《三因方》《易简方论》《苏沈良方》《宣明论方》《济生方》《百一选方》《杨氏家藏方》等多部。

如杨士瀛对《肘后备急方》的参阅。《肘后备急方》（简称《肘后方》）所录诸方多为无名方，常只冠名为"又方"。方中药味精简，亦多为平常易得之药。此正如葛洪自序所言："余今采其要约以为《肘后救卒》三卷，率多易得之药，其不获已须买之者，亦皆贱价，草石所在皆有，兼之以灸，灸但言其分寸，不名孔穴。凡人览之，可了其所用，或不出乎垣篱之内，顾眄可具。苟能信之，庶免横祸焉！"而《仁斋直指方论》中亦甚多无名方，其收录效方多为简便之方，所用药物多为易得之药，而其所收录的炮制复杂的方剂多出自《和剂局方》，可以直接从药局买到；其书中亦无针法，但有灸法的运用。由此可知，杨士瀛之书是参《肘后方》之法，用《肘后方》之意，正如其在《仁斋直指方论》自序中所言："剖前哲未言之蕴，摘诸家已效之方，济以家传，参之《肘后》，使读者心目了然，对病识证，因证得药，犹绳墨诚陈之不可欺，庶几仁意周流，亹亹相续，非深愿钦？"使读其书者不仅见病知源，而且容易实施治疗，济人利物，诚心可鉴。

又如，杨士瀛对《千金方》(《千金要方》《千金翼方》) 的化裁。《仁斋直指方论·眩运证治》中选载《千金方》的千金五套丸，药物组成有南星、半夏、茯苓、橘红、青皮、白术、良姜、干姜、丁香、木香，理气温中、燥湿化痰，药物配伍精当，方药对证，选方合理，治疗痰饮结聚胸脘，眩晕欲呕。再如，《千金方》治气上不得卧神秘方，药物组成有橘皮、生姜、紫苏、人参、五味子（一方作桔梗）各五两，《三因方》《是斋百一选方》等均有转载，杨士瀛则在此基础上加桑白皮、制半夏、槟榔、炙甘草、生姜，宣降气机、疏利水气之功更胜一筹。

再如，杨士瀛收录了《杨氏家藏方》的萆薢分清散。该方用益智仁、川萆薢、石菖蒲、天台乌药治疗真元不足，下焦虚寒，小便白浊、频数无度。杨士瀛《仁斋直指方论·漏浊》中加茯苓、甘草名分清饮，养心健脾，治思虑过度，清浊相干，小便白浊。其后，《丹溪心法》将此方名为"萆薢分清饮"并云"一方加茯苓、甘草"。《仁斋直指方论》卷六"心疼证治""脾疼证治"，收录《苏沈良方》的沉麝丸，药用血竭、没药、沉香、辰砂、木香、麝香，理气活血，通络止痛，治气滞血瘀的心脾气血诸痛、气血攻刺脾疼，并言"凡心脾疼痛，随试辄效"。《仁斋直指方论·惊悸》

收载《妇人大全良方》的养心汤，方用黄芪、白茯苓、茯神、半夏曲、当归、川芎、远志、辣桂、柏子仁、酸枣仁、北五味子、人参、甘草，益气补血养心，治"心虚血少，惊惕不宁"。《仁斋直指方论·诸血》所载的增味导赤散，是在钱乙《小儿药证直诀》所创导赤散（生地黄、木通、竹叶、甘草梢）的基础上，加黄芩、车前子、山栀、川芎、赤芍，以调血清热利尿，治疗血淋尿血。《仁斋直指方论·证治提纲》中的"姜茶治痢法"，杨士瀛引用苏东坡为名相文彦博治腹泻之法，为后世李时珍赞赏并载入《本草纲目》中。

杨士瀛效法百家，特别擅长运用《和剂局方》。一是因为《和剂局方》所载诸方多经太医局严格甄别验试，太医局乃当时最权威的医药管理机构，故其疗效比较确定；二是因为杨士瀛生活于南宋，当时官方推行《和剂局方》，而闽地为当时香药贸易中心，当地百姓多临海靠山而居，易感受水湿邪气，故《和剂局方》的流行可谓得天时地利人和。但《和剂局方》只列方药主治、修制服法，分类过简，且无病源论述，常以一方通治诸病，难免导致滥用误用，故朱丹溪称其"立法简便，广络原野，冀获一兔"。与朱丹溪之诟病不同，杨士瀛对《和剂局方》结合自己的体会进行了灵活运用，并有颇多发挥。其运用《和剂局方》时，先细分病证并详述病源，论述通俗易懂，发踪以示，补充了《和剂局方》之不备。如杨士瀛在《仁斋直指方论·诸风》中云："人为邪气所干，则发而为病，若气、若血、若痰、若水、若风、若寒、若暑、若湿，脏腑、表里、冷热、虚实，各有受病之处，用药之法，必究其原，而后可以起病，否则，前贤所谓猎不知兔，广络原野，冀一人获之，术亦疏耳，是可以人试技乎哉！"此与朱丹溪之见解相同，抑或朱丹溪之言出于此。杨士瀛所用《和剂局方》有四君子汤、二陈汤、八正散、七气汤、不换金正气散、七气汤、四物汤、流气饮、来复丹、安神丸、养正丹、震灵丹、苏合香丸、黄连阿胶丸等。如《仁斋直指方论·诸淋》选录《和剂局方》中具有清热泻火、利水通淋作用的八正散治疗热淋，《仁斋直指方论》卷十六运用《和剂局方》的和剂七气汤治"七气所伤，痰涎结聚，心腹刺痛，不能饮食"等。杨士瀛选用《和剂局方》时非照本宣科，如出自《和剂局方》的四君子汤，杨士瀛在卷十六之"五疸证治"条中，加黄芪、白芍、白扁豆治疗色疸。

杨士瀛擅于化裁《和剂局方》，不仅对其原方药味加减，而且常几个《和剂局方》方剂合用，或临证化裁，使方药的针对性更强。如《和剂局方》原载二陈汤只言治痰饮诸证，杨士瀛则加以灵活化裁和临证发挥。如《仁斋直指方论·证治提纲》"经常用药自有奇功"条载："人有中年以上，素夹风痰，腹中时痛，忽而感冒，虽已发散寒邪，无复发热头疼之苦，奈何风痰呕吐俱作，诸药罔功。但用茯苓二陈汤加南木香、白豆蔻作剂，入生姜、乌梅同煎，调苏合香丸二粒，咽下白丸子二十丸，连续两服，呕止痰消，自然思食，继是以北参、川芎、橘皮、白豆蔻、炙甘草调之。若通小便，则于内加麦门冬；若通大便，则于内加枳壳，以咽神保丸四五丸，大小腑一通，顿遂勿药之喜。"杨士瀛对二陈汤加味，同时配合服用《和剂局方》的苏合香丸、白丸子、神保丸，几者有机结合，以增强其疏风化痰、理气健脾、暖胃止呕之效；邪去气平后，再以健脾和胃之品调之，圆机活法。"治疟要诀"条载杨士瀛用二陈汤治疗疟疾，言："寒疟多寒，以二陈汤加青皮、良姜，多用姜同煎，侵晨吞神保丸五粒，并欲取下毒水，则去其病根，寒热自解。"若"发疟呕吐勿用常山"，用"茯苓二陈汤加人参、缩砂，而倍用白豆蔻，进一二服，病人自觉气脉颇消，于是寒热不作"。疟后调理则"热多者，二陈汤加青皮、甘草；热少者，二陈汤加青皮、草果，坚守胃气而已"。"肚皮痛"条载杨士瀛治疗"肾虚不能行水，加之酒面无度，醉后辄睡，酒与水交聚于腹中，而面毒复缠滞其气，是以水渗于肚皮而作痛"者，以"钱氏宣风散用蜜水煎，咽下神保丸，俟其大便流利，然后以青木香丸一分，安肾丸倍之，用二陈汤入少盐并生姜同煎，空心咽下。脾肾气复，自然向安"。

在《仁斋直指方论·痰涎》中，杨士瀛治痰凝痛证云："如酒家手臂痛重，时或麻痹，二陈汤加片子姜黄下白丸子、消饮丸、倍术丸辈，每每就安。"治脚气，在《仁斋直指方论·脚气》中用"二陈汤加槟榔、细辛、制枳壳，治脚气痰多证。无热者，二陈汤下养正丹、艾瓜丸"。《仁斋直指方论·痰涎》用"二陈汤吞白丸子治痰饮一证，眉心眉梁骨痛，状如头风"；用"二陈汤加苍术、片子姜黄、制枳壳各少许，治酒面积毒，酿热生痰，攻眼肿痛"。杨士瀛还用二陈汤加缩砂、丁香，治宿食呕吐（《仁斋直指方论·呕吐》）；加缩砂治阳明气逆之喘嗽（《仁斋直指方论·喘嗽》）；"加生干姜，治因气郁痰眩运及酒食所伤眩运"（《仁斋直指方论·眩运》）；加荆芥，治头风，兼治痰壅、酒壅（《仁斋直指方论·头风》）；"加细辛、枳壳，用姜、枣、乌梅煎，治毒痰齿痛"（《仁斋直指方论·齿》）等。杨士瀛在《仁斋直指方论·证治提纲》中还提醒不可滥用二陈汤等温药，言其误治正治示人以规矩，指出："有人饮酒过多，因酒作病，胸脘不快，其气扪隔，服无数二陈汤，竟无寸效；由是不喜饮食，复以调气散投之，致发大热；自后只用薄荷煎、鸡苏丸、麻仁丸，日就痊愈，乃知胸脘闭隔，热在上焦使然耳……然则酒家抱病，其可妄以温药尝试一中乎？"

杨士瀛还对王硕的《易简方》颇为推崇。王硕，南宋医家，字德肤，永嘉（今浙江温州）人，陈无择入室弟子，著有《易简方》1卷，载方30首，药仅30余种，选方以《三因方》为主，方虽少而切于实用，故在当时流传颇广。杨士瀛在《仁斋直指方论》卷一"论《易简方论》"中云："《易简方论》，前后活人不知其几，近世之士，类以《春秋》之法绳之，曰《易简绳愆》，曰《增广易简》，曰《续易简论》，借古人之盛名以自伸其臆说。吁！王氏何负于人哉？余谓《易简方论》，后学指南，四时治要，议论似之自有人心权度存焉耳，况王氏晚年剂量更定者不一，日月薄蚀，何损于明，若夫索瘢洗垢，矫而过焉。或者，公论之所不予也。"由此可知，杨士瀛对方剂易简之法是赞成的，但对那种名曰"易简"却无疗效，甚至误害众人的方书则颇为愤慨，也从另一侧面表明其所收录的简易之方多为验方、效方，并在一定的理论指导下使用。如《仁斋直指方论》卷十三收载"又洞泻方"单用"车前子末米饮下"；卷十五"小便不通证治"治小便不通的草蜜汤，则是用生车前草捣汁入蜜调服，皆取车前通利小便之效。《仁斋直指方论》卷二十二载保安灸甘草方，仅用生甘草一味，以山泉溪涧长流水煎制，言此方"最活血消毒"，治痈疽漏疮，"通用神妙"。

《仁斋直指方论》一书论述的 40 多个病证几乎都选载前贤医方配合治疗，其临证思路较宽，治病遣方，不分经方时方，只要对证、有效，皆广为采撷，且不拘于原方，于临证施用，值得后世借鉴。

（3）参以家验，创制新方

杨士瀛在其书中以大量篇幅载录自家临证经验。《仁斋直指方论》卷二"证治提纲"共 53 条，绝大部分为其临证用药经验。如"柴胡退热不及黄芩""肾热用五苓散""酒家有病勿用温药"等，仅从这些小标题即可看出是杨士瀛之经验总结。

如痢疾的治疗，《仁斋直指方论·证治提纲》中有"治痢要诀""简径治痢""姜茶治痢法""噤口痢"等条。杨士瀛在"治痢要诀"条认为，"痢出于积滞。积，物积也；滞，气滞也"。该证的种种表现多是"物积气滞致有如是之证"，故治痢之法应"不论色之赤白，脉之大小，一皆以通利行之"，但要加以区分："物积用巴豆、大黄辈；气滞用枳壳、桔梗、青皮、蓬术辈；二者兼济，必能收功。其间佐以黄连阿胶丸，效验尤著。"临床常用经验方（阿胶、当归、青皮、赤茯苓、黄连、乌梅、浓蜜）治疗，杨士瀛言该方"最能荡涤恶秽"，积滞既去，嗣后用木香、茯苓、砂仁、陈皮、白豆蔻、甘草等调理。他又认为，阿胶是治大肠之要药，"有热毒留滞能疏导，无热毒留滞能安平"，故治痢常用之。"简径治痢"条中，杨士瀛又云："蜜最治痢。"对于噤口痢，杨士瀛指出："下痢噤口不食……惟真料参苓白术散加石菖蒲末，以道地粳米饮乘热调下，或用人参、茯苓、石莲子肉入些菖蒲与之，胸次一开，自然思食。"《仁斋直指方论·泻痢》又强调，如偶有冷证泻痢，常用人参、豆蔻散治疗，以温中理气健脾。杨士瀛指出，治痢要"究其受病之源，决之对病之剂"，"大要以散风邪，行滞气，开胃脘为先，不可遽用肉豆蔻、诃子、白术辈，以补住寒邪。不可遽投罂粟壳、龙骨、牡蛎辈，以闭涩肠胃。邪气得补而愈盛，补之愈盛而愈作，不为缠扰撮痛，则为里急后重，所以日夕淹延而未已也"。姜茶治痢法，"老生姜切如豆许，与茶叶等分，用新水煎服"，"不问赤白冷热通用之"，因"姜能助阳，茶能助阴，二者皆能消散，又且调平阴阳，况于暑毒、酒食毒皆能解之也"。

又如，发热证的治疗，杨士瀛在《仁斋直指方论·证治提纲》"退热有法"条指出："凡壮热烦躁，可用柴胡、黄芩、大黄解利之；其热乍轻而热不退，盍用黄芩、川芎、甘草、乌梅作剂，或用黄连、生地、赤茯苓同煎。"临熟入灯心草主之，其效甚捷，认为方中"川芎、生地皆能调血，心血一调，其热自退"，"并言柴胡退热不及黄芩"，"退热而热不去者，须用黄芩"。

再如，疟疾的治疗，杨士瀛言"疟痢用常山、罂粟壳"治疗，"常山治疟须用大黄为佐"，"发热呕吐勿用常山"，指出："治疟总要，不过吐、汗、下而已。"汗法用青皮、紫苏。对此李时珍颇为赞赏，云："青橘皮，古无用者，至宋时医家始用之……最能发汗，有汗者不可用。说出杨仁斋《直指方》，人罕知之。"吐法用常山，云："疟家多蓄痰涎、黄水，常山为能吐之、利之，是固然尔。"下法用大黄佐以常山，并言"或曰巴豆丸子相依而行，亦能泄也，是又不然，巴豆攻于下积，苟欲荡涤血热，不可以无大黄"，强调下法用大黄。对发疟呕吐者，杨士瀛喜用白豆蔻，言"白豆蔻能消能磨，流行三焦，营卫一转，寒热自平"等。治小便不通，杨士瀛云："大凡水道不通，其本在肾，合用牵牛、泽泻；其末在肺，合用葶苈、桑皮。二者得兼，必然中病。"

诸如此类的临床心得和家验记述，在杨士瀛书中较为多见。如《仁斋直指方论·咳嗽》以验方清肺饮治"肺气上热咳嗽"，方中荆芥、紫苏、薄荷疏风散邪，杏仁、桔梗宣肺止咳，知母、桑白皮、贝母、前胡、赤茯苓清热祛痰下气，配阿胶、天冬滋阴润肺，枳壳宽中理气。杨士瀛对咳嗽的治疗，注重使用枳壳一药："诸气诸痰咳嗽喘壅之烦，须用枳壳为佐。枳壳不惟宽中，又能行其气，气下痰下，他证自平。"其治法别出心裁，止咳重视理肺气。《仁斋直指方论·湿》云："治湿之法，通利小便为上，益脾顺气次之，半夏、茯苓、苍术、白术、官桂、干姜皆要药耳。"又如，杨士瀛用芜荑治疗酒鳖、气鳖、血鳖证，刘若金赞之说："仁斋谓治虫独取此味，兼之能理气血者，诚为有见。"杨士瀛言木通，"血属于心，木通以通其心窍，心窍既通，经络之流行可知矣"（《仁斋直指方论·证治提纲》）；言阿胶，"阿胶尤大肠之要药，有热毒留滞则能疏导，无热毒留滞则能安平"（《仁斋直指方论·证治提纲》）；言川椒，"大凡肾气，须以川椒引而归经则安矣"（《仁斋直指方论·㿗冷》）；言黄连、茯苓，"心生血，黄连、茯苓皆清心凉血之剂，所以收功"（《仁斋直指方论·证治提纲》）；言官桂、当归，"官桂、当归，又温血之上药也"（《仁斋直指方论·寒》）等。其遣方用药之心得，可见一斑。

杨士瀛论治疾病，不但善于总结自己遣方用药心得和运用家传经验，而且书中以大量篇幅载录其创制之新方，内容颇切实际，对后世尤有启发。如杨士瀛《仁斋直指方论·漏浊》中有其创制的苍术难名丹，方用苍术一斤，炒舶上茴香、川楝子各三两，炮川乌、炒补骨脂、白茯苓、龙骨各二两，"治元阳气衰，脾精不禁"之漏浊，"言苍术收敛脾精"，从脾肾相关角度治疗漏浊，为后世医家所称道，《世医得效方》《普济方》等名著皆转载了此方。《仁斋直指方论·眩运》中有其创制的香橘饮，方用木香、白术、半夏曲、橘皮、白茯苓、缩砂仁各半两，丁香、炙甘草各一分，锉散，每服三钱，姜五厚片同煎，送服苏合香丸，健脾行气，"治气虚眩运"；"加当归、川芎各三分，官桂半两，治血虚眩运"，健脾行气补血，使气血归元，而眩运自平，颇有特色。又如，其在《仁斋直指方论·脱肛》创用"独虎散治脱肛不收"，仅一味五倍子半两末，井水慢火煎半，续入朴硝、荆芥穗各一钱，乘热熏洗后以五倍子末敷之，方法简单，见效快。《仁斋直指方论》卷六有其创制的脾痛气痛方、调痛散、二物汤、脾痛方、宫方七香丸、人参开胃汤等理脾和胃剂，皆被《普济方》所收载。

综上所述，杨士瀛不但灵活运用诸家名方，而且善于总结自己遣方用药心得，运用家传经验，创制新方，临床用药之考究，确属经验之得，给人以启迪，对后世有重要参考价值。

3. 治法灵活多样，务求切当

杨士瀛对疾病诊察细致，辨证准确，积累了丰富的治疗经验。其遣方用药，可谓"本之前圣大贤之方论，参之闻人高士之见闻，得之先畴已试之效，虚实补泻之辨，其证参苓桂术之随其方览者，历历可晓，惠之方来传之同志，使据病可以识证，因证可以得方，为天下挟提回生立命，起备扶衰……嘉与四方共之，庶几广济于无穷也"（《仁斋小儿方论》序），对后世各病的治疗颇具指导意义。杨士瀛的治疗特色，主要有以下几个方面。

（1）以内治为主，内治外治相结合

杨士瀛临证的主要内治法有汗、吐、下、和、温、清、消、补，比较通俗，概无大异，因此不做重点论述。涂敷法、贴穴法、吹喉法、搐鼻法、点擦法、滴耳法、点眼法、灸法、针刺法为杨士瀛的主要外治法，也是古时乃至今日常用的治疗方法。杨士瀛常把内治法与外治法结合在一起运用，是其特点。如治疗小儿惊风、痫证等时，先用吹喉法、搐鼻法、点擦法通

关后，再用内治法治疗；在治疗疮疹时，用药水涂敷，并与汤散结合；在中风时先灸脏穴，再以药物调理等。杨士瀛治疗各科疾病，尤重脾胃，求根本，方法灵活，权衡有度，凡此均体现了其在中医辨证论治思想指导下，既重在"本"，又重在"活"，这是中医临证的主要方面，说明杨士瀛对内治、外治没有偏废，视病情用之。

（2）层次分明，圆机达变

杨士瀛在《仁斋小儿方论·惊》中指出："主治在我，不可不问源流，不可偏拘病家所欲，圆机达变，消息轻重而应之，是通变之不可无法也。"疾病都有一个传变的过程，或邪实为主，或邪实不虚，或邪实正虚，或正虚为主又夹外邪，或痰水湿瘀等病理阶段。杨士瀛根据疾病的邪正关系、病程发展不同阶段及预后，逐一制定相应的治法，即所谓急治标、缓治本，与其"治有先后"思想相应。他认为，圆机治法即应究其源头，审其病机，查其轻重，灵活多变地运用治法和方药，不局限于一法一方。如其将小儿惊风概括为"热盛生痰，痰盛生惊，惊盛生风，风盛发搐"的演变过程，提出"治搐先于截风，治风先于利惊，治惊先于豁痰，治痰先于解热。其若四证俱，又当兼施并理，一或有遗，必生他证"，故"治有先后者此也，纲领如此"（《仁斋小儿方论·惊》）的治疗大法。其治疗先后与病机相应，非常有特色，发前人所未发。如在治疗慢惊时，杨士瀛指出，治法大要"须当审问源流，不可概曰慢证。如吐泻得之，则理中汤加木香以温其中，五苓散以导其水；脏寒洞泄得之，则先与术附汤；下积取转得之，则先与调气散；外感寒邪得之，则先与桂枝汤、解肌汤辈；其他可以类推矣"。他主张根据不同病因灵活运用不同的治法，以截风定搐，并提出在慢惊阴阳盛亏的不同传变时期，又分几个层次：方传慢候尚有阳证者；阳亏阴盛，病已传过，纯属慢惊者；手足冰冷，阳气亏虚者；慢惊下痰，身暖者；痰盛及虚甚不可下痰者等。临床应选用相应的治疗方法，包括不必回阳但与截风调胃、平阴阳、截风补阳、回阳散寒、祛痰消热、培土化痰等几方面。

杨士瀛临床治疗的层次性和灵活性，还体现在根据病情标本缓急运用"防病于未然"和祛邪扶正的治病层次，即治未病和既病后调理巩固防止进一步发展。如杨士瀛《仁斋小儿方论·发痫》根据病情标本缓急灵活施治痫证，云："痫证方萌，耳后高骨间必有青纹纷纷如线。"有发痫的征兆，首先要防其发病，"见之急为爪破，须令血出啼叫，尤得气通"，并注意"浣濯儿衣，不可露天，恐为纯睢落羽所污染，触其间未有不为痫也"。痫证发作时，则要圆机活法予以调理，"调理之法，惟以惊、风、食三种，阴阳二证，别而治之"。杨士瀛将痫证分为风痫、惊痫、食痫三种，云"风痫则先为之散风，惊痫则先为之利惊，食痫则先为之消积，续以定痫等剂主之"，强调"阳证不可用温，阴证不可用寒"，指出临床用药应先后有序，根据病情，灵活施治，"若脏若腑，一阴一阳，是固不可无别"。痫病后若有"不能言者，盖咽喉为气之道路，风伤其气，以掩声音道路之门，抑亦血滞于心，心窍不通所致耳"，再用南星和雄猪胆汁化痰通心窍，层次清楚，法则灵活。《仁斋小儿方论·惊》云："镇惊化痰，安神定志，亦须究竟某脏受病之处而调理之。然有所谓温惊，有所谓利惊，有所谓凉惊。虚者温之，实者利之，热者凉之，是为活法。"杨士瀛根据病情标本缓急灵活施治的思想，在全书各病证中都有体现。

（3）调治适度，中病即止

杨士瀛临证治疗时，无论祛邪还是扶正，都强调要及时、正确、谨慎和适度，中病即止，恰到好处，尤其是对小儿疾病的治疗。如杨士瀛在《仁斋小儿方论·惊》中说："大概小儿脏腑柔嫩，易实易虚，易冷易热；儿有大小壮弱，病有轻重浅深，所以贵乎目视指切，意度心推，医权药衡，斟酌对治，用之得中为上矣。"他认为小儿体质特点为"稚阴稚阳"，发病后变化迅速，即所谓易虚易实、易冷易热，因此要争取时间，及时治疗，否则疾病会迅速传变，病位由浅向深发展，病性由实转虚，寒热转化；病情由单纯变复杂，由轻变重，重病转危。由于小儿脏腑柔嫩，神气嫩弱，用药稍有不当，极易损害脏腑，促使病程剧变，难以治疗，甚则出现不治之症，因此，要斟酌病情轻重浅深，准确辨证，及时施治。又如，杨士瀛在小儿急惊治疗中指出："盖急惊急在一时，治之不可宽缓，稍缓则证候转深；若一时体认未明，又不可妄施药饵"（《仁斋小儿方论·惊》），强调治疗应当及时谨慎。惊证治疗，杨士瀛在用药上强调"用药有序：通关以后，且与截风定搐；痰热尚作，乃下之；痰热一泄，又须急与和胃定心之剂；如搐定而痰热无多，则但用轻药消痰除热可也。然急惊虽当下，切不可过用寒凉及银、粉、巴、硝辈荡涤太骤。水银、轻粉、巴豆、芒硝、铅霜、蟾酥、脑、麝等剂，医家不得已而用之，仅去疾即止；或不当用而用，或当用而过焉，往往由此成慢惊矣"（《仁斋小儿方论·惊》）。可见，对于急惊的治疗，杨士瀛认为一是及时治疗，以防其变；二是对于攻伐、有毒之剂不得过用，也不得拘泥固执不用，做到中病即止。峻剂或不当用而用，或当用而过焉，往往由此成慢惊矣，强调治疗准确谨慎。杨士瀛在《仁斋小儿方论·脾胃》"胃气虚实证治"中论及胃虚胃实证的治疗，指出"贵在酌量，但以小小分剂与之，夫是之为平胃"，强调补泻都不得过量，应以平胃为度。《仁斋小儿方论·伤寒》中也指出："所谓七十二证，某证某方，皆无越张、朱格例，特不过小小分剂，而中病则止也。"《仁斋直指方论·证治提纲》专设"用药中病不必尽剂"一条，云："治寒以温，治热以凉，但中病即止，矫枉则过正也。盖凉药频施，必至于呕恶沉冷；温药频施，必至于烦躁烘热。所贵酌量权度，一毫无过用焉，是为活法。"他强调治病无论补泻，用药无论温凉，以客观疗效为依据，辨证施治中病即止，否则就会矫枉过正，致病情更加复杂。这种调治适度、中病即止的思想，对临床治疗具有重要意义。

（4）用药重炮制，取法考究

杨士瀛用药，重药性，重加工炮制，对药物炮制、药剂制备要求精良考究。同一种药物治疗不同性质疾病时，常采用不同的炮制方法改变药性或增强疗效。如《仁斋小儿方论》对天南星的使用，在卷二"慢惊下痰证治"条，用"天南星丸，治慢惊痰壅，惟身热者"，其中天南星为主药，量达一斤，选药炮制极为考究，须选"每重一两上下者，用温汤浸洗，刮去里外浮皮并虚软处令净，用法酒浸一宿，用桑七蒸（烧桑柴火蒸），不住添热汤，令釜满，甑内气猛，更不住洒酒，常令药润，七伏时满，取出。用铜刀子切开一个大者，嚼少许，不麻舌为熟，未即再炊，候熟，用铜刀切细，焙干（用）"。此酒制天南星，可减轻天南星的毒副作用，增强其辛温燥湿化痰作用。快脾散中南星姜制也是此理。在卷一"惊热证治"条，用胆星丸"镇心压惊，利痰解热"，为了减轻天南星的毒副作用，使其味苦性凉，解小儿风痰热滞，用牛胆南星，须用南星半两，选用"腊月黄牛胆汁，和南星末作饼子，挂当风处四十九日"。在卷二"慢脾风下痰证治"条，用白僵蚕丸治"方传慢脾，阳气未甚脱者"，其中用牛胆酿南星也即是此意。在"已传慢惊证治"中，用南星散祛风豁痰，所用南星为醋制南星，选"重八九钱以上者用一个，就地上作小坑，深七八寸，火炭五斤，烧通红，以好米醋半盏，洒入坑中，即纳南星于内，次以火炭条密盖之，又用盆盖其上，一伏时取出，洗净切焙"。醋制南星，不但能减轻其毒副作用，而且酸味易入肝，有引药入经的作用。

杨士瀛对药物的加工炮制，大多为简单易行的方法，主要有以下几种。

①修制：包括对药物进行纯净处理、粉碎、切制等过程。

其一，采用挑、拣、簸、筛、刮、刷等方法纯净处理，去掉灰尘、杂质和非药用部分，使药物清洁纯净。如牡蛎去泥，蝉蜕去土，细辛去叶土，五灵脂去砂石；青皮、陈皮去白；防风、秦艽、人参、黄芪去芦；桂、厚朴、木通、杜仲去粗皮；石斛、卷柏去根，麻黄去根、节；菊花、藿香叶、五味子去梗；细辛去叶，木鳖子去壳；远志去芦骨；鹿茸、石韦、枇杷叶、香附子去毛；前胡、柴胡、细辛、藁本、威灵仙、细辛去苗；茯神去木去皮，蔓荆子去白皮，猪牙皂刺刮去皮；椒去目并合口，茯苓、黄芩、杜仲、酸枣仁、黑附子去皮；黄芩去腐；花蛇、乌蛇肉去皮骨；乌头、桃仁、杏仁、郁李仁去皮尖；天雄、附子去皮脐；皂角去皮弦；巴豆去皮、心、膜、油；鳖甲去裙膜；青皮去瓤、枳壳去瓤麸炒；僵蚕去嘴丝；蝉蜕、蜈蚣去头足；芫菁、斑蝥去头足翅；天台乌药、天冬、麦冬、白鲜皮、远志、牡丹、地骨皮去心；黄连、石菖蒲去须；川楝子去核，续断去筋；当归、羌活、升麻、独活、人参去芦；石韦、枇杷叶、骨碎补、菖蒲去毛等。

其二，采用捣、碾、镑、锉等方法粉碎处理，使药物粉碎或改变形体，以符合制剂和其他炮制的要求。对于不同的药物，杨氏强调要进行不同的粉碎处理。如杜仲锉，石斛细锉，茵芋锉炒用，续断洗锉焙，远志洗锉炒，鳖甲锉成小片；乳香挂窗孔中风干研，或以乳钵坐水盆中研，巴豆、诸石细研；珍珠母研如粉；木鳖子去壳研；柏子仁、雄黄研；阿胶、神曲碎之；菟丝子用纸条子同碾为末，木通先碾为细末，硇砂研飞；五灵脂日干取末等。

其三，采用切、铡的方法切制处理，把药物切制成一定规格，使药物在煎熬时有效成分易于溶出，或便于其他炮制，并有利于干燥、贮存和调剂时称量。根据药物的性质和医疗的需要，切片有很多规格，如切薄片、切厚片、切斜片、切丝、铡成段、切成块等，如半夏薄切、枳壳细切等。

②水制：用水或其他液体辅料处理药物的方法。水制的目的主要是使药物洁净、柔软，便于加工，并能降低药物毒性、烈性及不良气味，便于切制、服用、贮藏和调整药性。水制法常用的有淘、洗、泡、漂、浸、润、渍、水飞、腌等方法。

其一，淘。淘是把药物先放入筒箕或瓢内，然后下水淘。一般适用于种子或果实类比较细小的药物。淘的目的主要是去掉杂质、泥沙、瘪粒，滤出水分，晒干，达到纯净的目的。如杨氏将五灵脂水淘去沙石、紫苏子淘洗晒干等。

其二，洗。洗是将药物放入清水中快速洗涤，目的是除去附着在药物表面的一些泥沙、杂质和灰尘，以及消除或降低药物的毒性。杨士瀛对很多药也要求洗，如半夏汤洗，苁蓉、白僵蚕、牛膝水洗，蛇蜕、蝉蜕、秦艽、甘松洗土净，泽泻净洗，乌蛇洗，虎胫骨[①]洗，牛膝、生地黄、当归酒洗等。

其三，浸。浸主要是将药物用清水浸制，但有些药物则需要用酒、药汁、米泔水浸制。浸的目的是为了浸软后便于切制，除去非药用部分和杂质，降低毒性，增强疗效。如苍术米泔浸、泔浸；乌蛇、天麻、当归、虎胫骨、巴戟天、苁蓉、泽泻、威灵仙、牛膝、黄松柏节酒浸；半夏用沸汤浸至温，洗去滑；酸枣仁汤浸；石韦、枇杷叶温水浸，刷去毛等。

其四，水飞。水飞是将药物与水同研，以制取药物微细粉末的一种方法。操作时，先将药物粉碎，置乳钵内或碾槽内加水共研，研磨至无粗糙的响声时，再加入清水搅拌，使较粗的粉末下沉而细粉末浮悬于水中；倾出上层混悬液，剩下的粗末继续研磨。如此反复操作，至全部或大部分成混悬液为止。然后将混悬液静置、澄清，倾去清水，收取沉淀物，晒干即成。此法主要适用于不易溶解于水的矿物药、贝壳类药物等，杨士瀛对诸石药要求皆细研水飞，如朱砂水飞。

其五，腌。腌是将药物用盐、酒、姜汁、明矾等浸渍加工，达到解毒防腐的目的。如远志肉，姜汁腌；鲜半夏，姜汁或白矾腌等。

---

① 虎胫骨：为虎的胫骨。虎为受国际保护动物，禁止出售、收购、运输、携带、邮寄虎骨。

③火制：火制法是把药物直接或间接放置火上炮制，达到干燥、松脆、焦黄或炭化之目的。本法是常用的一类炮制方法，与药物疗效有密切关系。杨氏运用的火制法主要有炒、炙、煅、焙、炮、燎、烧、煨等。

其一，炒。炒有不加辅料和加辅料两类炒法。不加辅料炒称为清炒，有炒黄、炒焦、炒炭等。炒黄、炒焦，能使药物易于粉碎加工，并可缓和药性。种子类药物炒后，煎煮时有效成分易于溶出。炒炭能缓和药物的烈性，或增强其收敛止血或止泻的功效。加辅料炒有土炒、麸炒、米炒等，可减少药物的刺激性或增强疗效。用砂、蛤粉、滑石同炒的方法，称为烫炒。烫炒药物可使其受热均匀，质地酥脆，易于煎出有效成分或便于服用。杨士瀛对药物运用炒的方法很多，既有清炒，如僵蚕、茵芋、神曲、甘草炒；桃仁、杏仁、郁李仁、酸枣仁微炒；椒微火炒，地上出汗；补骨脂、蛇床子、茴香炒令香；杜仲炒断丝，左盘龙炒烟尽，干漆炒至大烟出；水蛭炒焦。也有加辅料炒者，如厚朴、黄连、白扁豆、远志生姜汁炒；苍术盐水炒、盐炒；良姜香油炒，白芍、黄芩、知母、黄连、石斛酒炒；葶苈苦者隔纸炒香；枳壳、香附子麸炒黄等。

其二，炙。炙主要指用液体辅料拌炒药物的方法。它能使辅料渗入药物内部，以改变药性，增强疗效，或降低毒性或烈性。通常使用的液体辅料有蜜、酒、醋、姜汁、盐水、童便、油（如芝麻油、羊脂）等。杨士瀛也将很多药物炙用，如蛇蜕、蝉蜕、花蛇、乌蛇肉、皂角、甘草、泽泻炙；黄芪蜜炙，露蜂房炙过用，或炒过亦得；鳖甲以酸醋炙黄，虎胫骨酒炙黄；鹿茸酥炙，燎去毛；败龟、虎胫骨酥炙；桑螵蛸涂酥慢火炙令香等。

其三，煅。煅是将药物用猛火直接或间接煅烧，使其质地松脆的一种制法。它能使药物易于粉碎，便于制剂和发挥药效。如代赭石、龙骨、石膏煅。

其四，炮。炮是将药物用武火急炒，迅速取出，使表面焦黑爆裂，内部成分未散失。如炮姜，用干姜炮制后有温中祛寒、止血止泻、守而不走的作用。如干姜炮，白姜炮，川乌、草乌炮，天雄、白附子炮，附子灰火炮裂等。

其五，烧。烧是将药物直接置炭火中烧烤的方法。如自然铜烧红；牡蛎盐泥固济干，火烧通赤；竹沥用新筜竹烧取之；荆芥穗烧灰等。

其六，焙。焙是将药物用微火加热，使之干燥的方法。如半夏、吴茱萸、续断、独活、羌活、升麻、白鲜皮、秦艽、熟干地黄焙；苁蓉、牛膝、当归焙干用；石韦、枇杷叶刷去毛焙；荆芥、薄荷、紫苏用纸七八重裹焙等。

其七，燎。燎是用炭火将药物的外刺、毛、须根烧去的方法。如鹿茸上有茸毛，用燎法将毛燎焦去除。

其八，煨。煨是将药物裹上湿纸或面糊，埋于灰内或置于文火上烘烤，以纸或面糊表面焦黑为度，冷却后剥除纸或面糊使用。目的是利用纸或面糊吸收药物中的部分油脂，以减轻药物的刺激性，并增强药物疗效。如川乌煨；草乌、蓬莪术煨；生姜半生、半湿，纸煨等。

④水火共制：主要是用水或加入其他辅料，同时加热炮制药物的方法。杨士瀛水火共制运用了煮、蒸、淬等。

其一，煮。煮是将清水或液体辅料与药物共同加热的方法。如将远志用甘草煮三四沸；鳖甲先以淡醋煮去群膜，洗净；三棱、蓬莪术醋煮；萆薢盐水煮干等。

其二，蒸。蒸是利用水蒸气或隔水加热药物的方法。如将大黄以湿纸裹，甑上蒸；熟干地黄酒洒，九蒸九曝；熟地黄酒洗，蒸，焙；常山酒浸，蒸；扁柏酒蒸等。

其三，淬。淬是将药物煅烧红后，迅速投入水中，使其松脆的方法。淬后药物不仅易于粉碎，而且辅料被其吸收，更能发挥疗效。如自然铜醋淬、神曲淬等。

⑤综合方法炮制：是用修制、水制、火制等多种方法对药物进行炮制。如《仁斋直指方论》卷六"脾疼证治"对硫黄的炮制需"飞炼去砂石，研细末，入瓷盒，水调赤石脂封口，盐泥固济，日干。于地内埋小罐子，盛满水安瓷盒在上，再用泥固济，慢火养七日七夜，续加顶火一通，候冷取出，研末"。

综上所述，杨士瀛对各种疾病通过一系列缜密诊断辨证，分析疾病的病因和病机变化，确立了相应的治则治法。其组方遣药，重视药物性味功效特点的辨析研究，不仅用药精炼，而且对证灵活施药，特色突出，并注重服药和药物炮制方法。这些都为后世医家临证辨证处方用药奠定了良好的基础，其处方用药的特点，在临床上颇具指导意义。

（六）痰与饮分而论之

痰饮是水液代谢障碍形成的病理产物，多由外感六淫、内伤七情或饮食劳逸失常，使肺、脾、肾、肝、三焦及膀胱等脏腑气化功能失常，水液代谢障碍而形成。痰饮一经产生，又可在一定条件下作为一种新的致病因素，直接或间接作用于人体某些脏腑组织器官，引发机体更为复杂的病理变化，形成各种新的复杂病证，故有"怪病多痰""百病多由痰作祟"之说，是历代医家关注的重要问题。《内经》中虽然没有关于痰饮的明确记载，但《素问·评热病论》《素问·咳论》等篇对痰的性质和致病特点已有描述，与《难经》均涉及了痰饮病证。张仲景在《金匮要略·痰饮咳嗽病脉证并治》中，始将痰饮分为痰饮、悬饮、溢饮、支饮四类，并列有证治方药，但未对痰、饮进行区分。隋·巢元方在《诸病源候论·痰饮病诸候》中最早将痰、饮明确做了区分，分列痰饮候2种、痰候5种、饮候9种进行论述，但论述简略，未列具体方药。宋代医家在痰病理论及临床实践方面，均有深入发展和显著进步，医家对痰的来源、形成和致病特点，以及痰病的诊治，有了更深入的认识。宋代官修及民间方书中，收录了蔚为可观的治痰方剂，如《太平惠民和剂局方》记载了二陈汤、四七汤等治痰名方，对临床各科疾病的诊疗产生了深远影响。

杨士瀛在前代医家认识的基础上，于《仁斋直指方论》中首次将痰饮分为"痰涎"和"水饮"两门，对痰和饮各自的形成机理、症状表现、治则治法、具体方药等做了进一步探讨，收录了 30 首治痰饮方剂，对矿物药的治痰作用有一定的认识，为痰饮理论的发展做出了贡献。

1. 痰饮的概念和区别

关于痰饮的概念，杨士瀛在《仁斋直指方论》《仁斋小儿方论》中均将痰涎与水饮分而论之。如《仁斋直指方论·痰涎》提出："夫痰者，津液之异名，人之所恃以润养肢体者也。"他认为痰的本质是津液，人体赖津液以润养，只有当"气脉闭塞，脘窍凝滞"时，津液才能聚而为痰以致病。其后，《普济方》《古今医统大全》《景岳全书》《杂病广要》《理瀹骈文》等医著，均引用了杨士瀛"痰者，津液之异名"的观点。杨士瀛认为，痰与津液同为人体之精，正常情况下人体均存在痰，发病与否在于其痰之多少和津液的代谢情况，而非其痰之有无。因此，"津液不守，所以痰多，吐甚痰脱，则精竭而毙矣"。水液代谢障碍则聚而为痰，痰病则津精耗竭。这种认识，显然是对巢元方《诸病源候论·妇人杂病诸候》"人皆有痰，少者不能为害，多则成患"观点的发挥。张介宾在杨士瀛的基础上做了进一步发挥，其在《景岳全书·痰饮》中指出："痰即人之津液，无非水谷之所化。此痰亦既化之物，而非不化之属也。但化得其正，则形体强，营卫充，而痰涎本皆血气；若化失其正，则脏腑病，津液败，而血气即成痰涎……今见治痰者，必曰痰之为患，不攻如何得去？不知正气不行，而虚痰结聚，则虽竭力攻之，非惟痰不可去，而且益增其虚。故或有因攻而逐绝者，或偶尔暂苏而更甚于他日者，皆攻之之误也。又孰知痰之可攻者少，而不可攻者多也。"因此，临床治疗不可一味强调祛痰而不考虑护"痰"，即调节脏腑

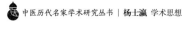

功能，促进津液的疏通布散。《仁斋直指方论·水饮》云："水之与饮，同出而异名也。人惟脾土有亏，故平日所饮水浆不能传化，或停于心下，或聚于胁间，或注于经络，或溢于膀胱，往往因此而致病矣。"杨士瀛认为"脾土有亏""水浆不化"而成为饮，饮有气分血分之别，"气为饮隔，痞满腹鸣，骨痛冷痹，则曰气分；经脉不行，血化为水，四肢红肿，则曰血分。凡此等类，皆水气之所由作也"。《仁斋直指方论·虚肿》又云："气肿者，皮厚四肢瘦削，腹胁胀膨；其或烦躁漱水，迷忘惊狂，呕逆烦闷，皮间有红缕赤痕者，此血肿也。"

　　关于痰、饮的区别，从其所致病证也可窥见一斑。《仁斋直指方论·痰涎》指出，痰之为病"为喘，为嗽，为壅，为呕，为眩晕，为风痫，为狂迷，为松悸"。饮之为病，《仁斋直指方论·水饮》云："水与饮，辘辘有声，为喘，为咳……为泄，为痞隔，为胀满……为寒热……为浮肿，为多唾，为短气，为体重。"可见，痰则外而皮肉筋骨，内而经络脏腑，无处不到，致病范围广泛；水饮病则多从脾胃所生，多停留于肠胃、胸胁、胸膈、肌肤等脏腑组织的间隙或疏松部位。杨士瀛明确认识到稠浊为痰、清稀为饮，痰的概念也逐渐摆脱了饮的束缚，逐渐形成了痰、饮分论的理论，对后世区分痰与饮多有启迪。后世医家对杨士瀛的痰、饮理论给予了高度评价，如丹波元坚《杂病广要·痰饮》言："稀为饮，稠为痰，此仲景之所不言；然稀稠之分，则其意自见矣。盖古方详于饮而略于痰，后世详于痰而略于饮。诸家唯杨仁斋书析为二门，其他则淄渑无别。此编遵仁斋之例，以易循览。"

2. 痰饮的形成和致病特点

　　痰的形成，与"气脉闭塞，脘窍凝滞"关系密切，"痰之所以发动者……风搏寒凝，暑烦湿滞，以至诸热蒸郁，啖食生冷、煎爆、腥膻、咸脏动风发气等辈，皆能致痰也"（《仁斋直指方论·痰涎》）。外感寒湿暑热、饮食不节等致病因素皆可致痰。而饮则多因"脾土有亏""水浆不化"，杨士瀛指出"人惟脾土有亏，故平日所饮水浆不能传化，或停于心下，或聚于胁间，或注于经络，或溢于膀胱，往往因此而致病矣"（《仁斋直指方论·水饮》）。痰涎病位广泛，水饮病则多从脾胃所生。痰之为病"为喘，为嗽，为壅，为呕，为眩晕，为风痫，为狂迷，为松悸；或吞酸，或短气，或痞隔，或肿胀，或寒热，或疼痛"（《仁斋直指方论·痰涎》）等；饮之为病"辘辘有声，为喘，为咳，为呕，为泄，为痞隔，为胀满，为眩晕，为怔忪，为寒热，为坚痛，为浮肿，为多唾，为短气，为体重"（《仁斋直指方论·水饮》）等。可见，痰与饮相对而言，致病部位十分广泛，内至脏腑，外至筋骨皮肉，无处不到，可影响多个脏腑组织，病理变化多种多样，临床表现异常复杂，如风痫、狂迷等。在《仁斋直指方论》所描述的72门病证中，有34门涉及痰的相关论述。饮之致病，或停于胸胁、胸膈为喘咳，或留于四肢为浮肿，或停于胃肠为泄、为痞隔、为胀满、肠鸣辘辘有声等。可见二者临床表现有相同之处，也有诸多区别，特别是痰更容易引起情志疾病。《仁斋小儿方论·痰嗽》亦云："小儿受病，多生于热，热则生痰。痰者，诸病之根也。"又说："大抵小儿诸病，非热则痰。"由此可见，无论成人或小儿，患上痰疾，往往表现多端，其病位几乎涵盖了人体所有的脏腑经络系统，故后世有"怪病多痰""百病皆由痰作祟"之说。

　　杨士瀛提出了痰、饮致痛的观点。如《仁斋直指方论·痰涎》云："人知痛生于气血，孰知痰涎流注，亦能缠滞而为痛乎？"其中，列举了头痛、眼痛、手臂痛、胸骨痛等病的表现特征和相应治法方药。又如，《仁斋直指方论·心气》云："心之正经，果为风冷邪气所干，果为气、血、痰、水所犯，则其痛掣背，胀胁胸烦……"《仁斋直指方论·脾胃》指出："气、血、痰、水，皆能作痛。"《仁斋直指方论·身体》指出："风淫湿滞，血刺痰攻，皆能作痛……虽然酒家之癖，多为项肿臂痛，盖热在上焦，不能清利，故酝酿日久，生痰涎，聚饮气，流入于项臂之间，不肿则痛耳。然而曰痰、曰涎、曰饮，又有理一分殊之别。伏于包络，随气上浮，客肺壅嗽而发动者，痰也。聚于脾元，随气上溢，口角流出而不禁者，涎也。惟饮生于胃腑，为呕、为吐，此则胃家之病，学者不可不知。"《仁斋直指方论·眼目》曰："眼中不赤，但为痰饮所注则作疼。"这些都是"痰涎作痛之明证也"，对现代临床具有一定的参考价值。

3. 痰饮病变的治疗

杨士瀛不仅将痰、饮分而论之，对痰、饮病变的治疗也分而论之。在《仁斋直指方论·痰涎》中共载方15首，包括橘皮汤、前胡半夏汤、人参饮、星姜汤、二圣饮、大半夏汤、半夏丸、豁痰丸、神术丸、辰砂化痰丸、强中二姜丸、养正丹、二陈汤吞白丸子、二陈汤、控痰良方等；在"水饮证治"也载方15首，包括芎夏汤、大半夏汤、小半夏茯苓汤、五苓散、桂术汤、桂苓汤、平肺汤、青龙汤、十枣汤、安肾丸、青木香丸、五皮散、二和消、消饮丸、倍术丸等。痰、饮证治中，仅大半夏汤一方相同，但所体现的病机、治法有很大不同。

（1）痰病的治疗

对于痰病的治疗，杨士瀛在《仁斋直指方论·痰涎》中明确指出："疗痰之法，理气为上，和胃次之。"他认为痰与气机密切相关，指出："血气和平，关络调畅，则痰散而无；气脉闭塞，脘窍凝滞，则痰聚而有。"因此，治痰首在调理气机，在理气的基础上，必须注意调和脾胃，脾胃为生痰之源，"涎者，脾之液也，脾胃一和，痰涎自散"。杨士瀛理气和胃化痰善用二陈汤加减，在用药上喜用半夏，"痰涎证治"所载15首方中有13首用到半夏，如其所言"治痰多用半夏，盖半夏能利痰故也"。杨士瀛在《仁斋小儿方论·痰嗽》中也指出："大抵小儿诸病，非热则痰，治痰惟半夏为上上药。"

由于痰的形成与气密切相关，杨士瀛在《仁斋直指方论·诸气》中曰："人以气为主，一息不运则机缄穷，一毫不续则穿壤判……气结则生痰，痰盛则气愈结，故调气必先豁痰，如七气汤以半夏主治，而官桂佐之，盖良法也。况夫冷则生气，调气虽用豁痰，亦不可无温中之剂，其间用桂，又所以温其中也，不然，七气相干，痰涎凝结。"杨士瀛认为治痰重在调气，如《仁斋小儿方论·定惊》指出："诸风搐搦，关窍不通，皆由痰塞中脘，留滞百节所致。痰之所为潮塞者，气实使之。治风痰虽不出南星、半夏、全蝎、僵蚕数辈，亦须先用苏合香丸入朱砂少许，以姜汁浸薄荷汤调和与之。盖使气下则痰下，痰下则关窍自通。"可见杨士瀛对痰和气关系认识之深刻。

杨士瀛治痰还针对寒湿暑热、饮食不节等病因，主张区分轻重缓急，综合治疗。急则下痰祛邪，宣通气机，用豁痰法、吐法等；缓则行气和脾以固摄津液，并结合证候之寒热虚实灵活用药。如《仁斋直指方论·痰涎》云："顽痰满胸，上脘填塞，其高者因而越之，法当从权取吐……疗痰之法，理气为上，和胃次之。若风，若寒，若湿，若热，如前数者，亦当推寻所受之因。"如杨士瀛用星姜汤"治痰祛风"，辰砂化痰丸"祛风化痰"，强中二姜丸"温脾胃，消寒痰"，养正丹"治肾虚，气不归元，痰涎上壅，亦治寒痰"等。又如，杨士瀛认为，小儿受病，多生于热，热则生痰，指出"热盛生痰，痰盛生惊，惊盛生风，风盛发搐。治搐先于截风，治风先于利惊，治惊先于豁痰，治痰先于解热"（《仁斋小儿方论·惊》）。故治宜祛风坠痰，并载有朱砂膏、参砂膏、羌活膏等治痰方。其对小儿惊风，以惊、风、痰、热为纲，结合运用豁痰法，《仁斋小儿方论·惊》指出："用药有序：通关之后，且以截风定搐；痰热尚作，乃下之；痰热一泄，又须急与和胃定心之剂；如搐定而痰热无多，则但用轻药消痰除热可也。"

对于痰涎流注所致的头痛、眼痛、手臂痛、胸骨痛等痛证的治疗，《仁斋直指方论·痰涎》云:"如头风证,眉棱耳角俱痛,投以风药不效,投以痰药收功;如患眼证,赤肿羞明而痛,与之凉剂弗瘳,与之痰剂获愈;如酒家手臂痛重,时或麻痹,二陈汤加片子姜黄下白丸子、消饮丸、倍术丸辈,每每就安;如斗家胸骨扑伤,刺痛无已,散血之剂罔功,须臾吐痰,其痛立止,此皆痰涎作痛之明证也。"

杨士瀛治痰方药,以《仁斋直指方论·痰涎》"痰涎证治"所载豁痰丸、辰砂化痰丸、控痰良方、二陈汤等15首方剂为例,所选药物除常用化痰药半夏、南星、茯苓、陈皮、白附子、苍术等外,还用蜈蚣、全蝎、僵蚕等动物药,以及辰砂、白矾、轻粉、铁粉、牙硝等矿物药。矿物药在五行属金,性燥而沉降,是燥湿坠痰之妙物,然多具毒性,杨士瀛使用时十分讲究炮制方法,重视剂量的把握,为后世提供了宝贵资料。

(2)饮病的治疗

对于饮病的治疗,杨士瀛在《仁斋直指方论·水饮》中,根据饮病"脾土有亏""水浆不化"的病机,以及饮有气分、血分之别的特点,言治疗"能以表里虚实订之斯得矣"。他明确提出,水饮病变以表里虚实为纲,分而论治,言:"表有水者,其身热,嗽喘,怔忪,干呕,微利,青龙汤汗之而愈;里有水者,其身凉,呕嗽,痞满,引胁痛硬,十枣汤下之而安;虚者,脉虚,心腹满而濡,当以安肾丸为主,加青木香丸少许以行之;实者,脉实,心腹满而硬,当以青木香丸为主,用五皮散加枳壳以导之。寻常水气,心下怔忪,大半夏汤、小半夏茯苓汤、五苓散辈通用可也。"即水饮病在表者,汗之使邪从外解;在里者峻下逐水;证属因虚而发者,以安肾丸(川乌、肉桂、茯苓、白术、石斛、白蒺藜、巴戟、肉苁蓉、桃仁、萆薢、山药、补骨脂)补肾阳益肾气为主,加青木香丸(青木香、荜澄茄、补骨脂、槟榔、牵牛)行气利水;证属邪实者,以青木香丸行气利水为主,再佐五皮散加枳壳以行水导滞;治水饮病变的通用方又有大半夏汤、小半夏茯苓汤、五苓散等。对十枣汤类峻下逐水之剂,《仁斋直指方论·水饮》指出:"壮者服一钱重,弱者服半钱重,平旦温服。别用枣汤漱下,通利即以糜粥自养。未利,明日再服半钱,请酌量用。"《仁斋直指方论·虚肿》中也强调说:"证虽可下,又当权其重轻,不可过用芫花、大戟、甘遂猛烈之剂,一发不收,吾恐峻决者易,固闭者难,水气复来而无以治之也。"杨士瀛在《仁斋直指方论·虚肿》中,还以身体之寒热来判断水饮的病位,指出:"治法大要,身有热者,水气在表,可汗;身无热者,水气在里,可下。其间通利小便,顺气和脾,俱不可缓耳。""虚肿证治"中,还针对饮有气分、血分之别,设有相应的治疗方药。饮在气分,用"加味枳术汤,治气为痰饮所隔,心下坚胀";饮在血分,用"调荣饮,治瘀血留滞,血化为水,四肢浮肿,皮肉赤纹"。由此开创了饮病分气分证、血分证论治的先河。

综上可见,杨士瀛在痰、饮的概念与区别、形成与致病特点,以及治疗等方面,有深入的认识和发挥,对于后世对痰、饮的认识和临床颇有指导价值。杨士瀛在《仁斋直指方论》《仁斋小儿方论》中首次将痰、饮分为"痰涎"和"水饮"两门分而论之。杨士瀛认为,痰的本质是津液,人体赖津液以润养,只有当"气脉闭塞,脘窍凝滞"时,津液才能聚而为痰以致病。其后多本医著均引用杨士瀛"痰者津液之异名"的观点,认为饮乃"脾土有亏""水浆不化"而成,有气分、血分之别;明确认识到稠浊为痰、清稀为饮,临床表现有相同之处,也有诸多区别,特别是痰更容易引起情志疾病,并提出了痰、饮致痛的观点。痰的概念也逐渐摆脱了饮的束缚,逐渐形成了痰、饮分论的理论,对后世区分痰与饮多有启迪。杨士瀛对痰、饮病变的治疗也分而论治。对于痰病的治疗,明确指出"疗痰之法,理气为上,和胃次之",并针对寒湿暑热、饮食不节等病因,主张区分轻重缓急,综合治疗:急则下痰祛邪,宣通气机,用豁痰法、吐法等;缓则行气和脾以固摄津液，并结合证候之寒热虚实灵活用药。对于饮病的治疗，杨氏明确提出水饮病变以表里虚实为纲，分而论治。

（七）儿科理论甚明，立方精粹

杨士瀛擅长儿科，《仁斋小儿方论》分 5 卷系统论述了新生儿生理特点及儿科各种常见病，尤其是小儿惊、疳、泻、痢难治四证的辨证论治，是宋代继钱乙《小儿药证直诀》后又一部儿科专著。杨士瀛在继承孙思邈、朱肱、钱乙等前代著名医家学术思想的基础上，结合自己的临床验证，形成了自己的儿科学术特色，正如其在《仁斋小儿方论》序中所云："本之前圣大贤之方论，参之闻人高士之见闻，得之先畴已试之效，虚实补泻之辨……惠之方来传之同志，使据病可以识证，因证可以得方。"杨士瀛对于小儿惊风之论，别具特色，论述颇为精当。

杨士瀛在儿科论治上创见颇多，提出热盛生痰，痰盛生惊，惊盛生风，风盛生搐；治搐先于截风，治风先于利惊，治风先豁痰，治痰先于解热的学术见解，对后世儿科医家颇有启发。他反对用泻下药品治疗痘疹，主要用温热药物，并特别强调痘疹前后的护理，反对采用朱砂、水银一类药物治疗小儿胎毒等，为后世儿科医家所推崇。杨士瀛的儿科成就主要体现在对小儿生理特点的认识、病因病机的探求和辨证用药几个方面。

1. 论小儿生理特点

小儿生理特点与成人有所不同，这是诊断鉴别、辨证论治、处方用药的前提和基础。杨士瀛虽无专篇论述小儿生理特征，但却散在于对各种病的论治中。如其提出"小儿脏腑柔嫩，易实易虚，易冷易热"（《仁斋小儿方论·惊》）；"小儿神气嫩弱，外邪客气，兽畜异物，暴触而忤之"（《仁斋小儿方论·客忤》）；小儿"血气未定，寒温失调，内则盛热蕴蓄，外则腠理虚开，故风邪乘其外虚而暴中之"（《仁斋小儿方论·中风》）；"小儿血脉不敛，气骨不聚……大概血滞心窍，邪气在心，积惊成痫，通行心经，调平心血，顺气豁痰，又其要也"（《仁斋小儿方论·发痫》）；"小儿脏腑娇嫩，饱则易伤"（《仁斋小儿方论·疳》）；小儿"受父母之气以生"，"易为虚实，脾虚不受寒温，服寒则生冷，服温则生热"（《仁斋小儿方论·疳》）；"小儿骨气未就，虽虚而不容补"（《仁斋小儿方论·虚寒》），故"小儿有病，惟热居多"（《仁斋小儿方论·热》）；"小儿禀受不足，血气不充，故肌肉瘦薄，骨节呈露如鹤之膝，抑亦肾虚得之，肾虚则精髓内耗，皮革不荣，易为邪气所袭，日就枯悴，其殆鹤脚之节乎"（《仁斋小儿方论·杂症》）。"人有常言，天生地长多与小儿近地，然儿有大小壮弱"（《仁斋小儿方论·肿胀》），"要之阳阴主肌肉，胃气不可一日而不强也"（《仁斋小儿方论·疮疹》）。

　　杨士瀛虽然对小儿生理特点有较深刻的认识，但内容分散，故明代医家朱崇正在《仁斋直指附余方论》中补充了"小儿初生总说"，对胎儿孕育不同阶段的生长发育有形象而生动的描绘。如"一月如珠露，二月似桃花，三月男女分，四月形象具，五月筋骨成，六月毛发生，七月游其魂，儿能动左手，八月游其魄，儿能动右手，九月三转身，十月受气足"。他还指出"大抵寿夭穷通，聪明愚痴，皆以预定，岂能逃乎"，强调胎儿智力及寿命均由先天孕育决定，小儿与父母的禀赋及形质存在密切关系，"故肥不可生瘦，瘦不可生肥，大小与父母不等则难养也"。朱氏认为可以通过形体、头面、精神、目睛等外在表现，推知内在脏腑坚实与脆弱，进而揣测小儿体质强弱、寿夭长短。如"若小儿形体弱，头面多青脉，精神昏瘁者，难养也；若小儿刚悍，眼目俊朗，神气爽健，发绀而泽者，寿之兆也。若小儿精神实则少病，故易养长成也；若形瘁而多病者，难养也。若小儿眼内黑珠少，白睛大，面色㿠白者，非寿之相也，纵长不及天年；若眼中黑珠大而白睛少，面色黑，形不淡者，亦要观其小儿眼中，黑白分明，表里相称，曰寿曰康；若黑珠动摇，光明闪烁，纵长亦忧目疾，寿亦不及四旬矣"。杨士瀛对婴儿出生后的调护亦论述颇详。其指出婴儿始生，应擦拭口中污秽之物，若咽下，生百病；洗浴时，浴水要寒温调和，不可令冷热失所，致生五脏疾患；出浴时，亦要注意保暖，勿受寒袭，虽为夏季暑月，也不可轻去棉絮；小儿洗浴时间亦应恰当，不可长久及频繁洗浴，如"冬不可久浴，浴久则伤冷；夏不可久浴，浴久则伤热；频浴则背冷而发惊"。此外，他还强调"小儿肌肤未成，不可暖衣，暖则令筋骨软弱，时常宜见风日，若爱惜不见风日，令儿肌肤脆软，便易伤损"，指出适当增加户外活动，令肌肤坚实，可提高小儿抗病能力。上述内容丰富了杨士瀛关于小儿生理特征的论述，颇有临床指导价值。

关于小儿生长发育过程中出现的"变蒸"现象，《仁斋小儿方论》卷一有"变蒸"专条论述。变蒸之名，始见于西晋王叔和《脉经》，隋唐以降，内容不断补充。自古有两种观点：一种观点认为是正常生理现象，如王叔和、巢元方、孙思邈、钱乙等；另一种观点认为是病变表现，如王焘、张介宾等。巢元方《诸病源候论》卷四十五曰："小儿变蒸者，以长气血也。"孙思邈《千金要方》卷五曰："凡小儿自生三十二日一变，再变为一蒸。凡十变而五小蒸，又三大蒸，积五百七十六日，大小蒸都毕，乃成人。"并谓："小儿所以变蒸者，是荣其血脉，改其五脏。"王焘《外台秘要方·小儿变蒸》云："其变蒸之候，令身热，脉乱，汗出，目睛不明，微似欲惊。"明·张介宾《景岳全书·小儿则》指出："凡属违和，则不因外感，必以内伤，初未闻无因而病者，岂真变蒸之谓耶？"多数医家认为，变蒸不是疾患而是小儿发育中的一种自然现象。变蒸学说是我国古代医家用来解释小儿生长发育规律，阐述婴幼儿生长发育期间生理现象的一种学说。变者，变其情智，发其聪明；蒸者，蒸其血脉，长其百骸。小儿生长发育旺盛，其形体、神智都在不断变异，蒸蒸日上，故称变蒸。变蒸学说总结出婴幼儿生长发育具有这样一些规律：小儿生长发育是一个连续不断的变化过程，但每经过一定周期，则显示出特殊的变化发展；在小儿的周期性生长发育显著变化中，形、神是相应发育、同步发展的。杨士瀛赞同多数医家的观点，在《仁斋小儿方论》卷一有"变蒸"专条论述，云："变蒸者，阴阳水火蒸于血气，而使形体成就，是五脏之变气而七情之所由生也。"又说："变者上气，蒸者体热。每经一变，情态即异。轻则发热微汗，其状似惊；重则壮热，脉乱而数，或吐或汗，或烦啼燥渴。轻者五日解，重者七八日解。"他指出，乳儿生长发育旺盛，其形体、神智都在不断变易，蒸蒸日上，逐渐向健全方面发展。通过"变蒸"，小儿的情态有所改变，血脉与筋骨更充盈和坚实，脏腑功能也逐渐趋向完善，深入揭示了婴幼儿的生长发育规律。杨士瀛提出对"变蒸"以"和平之剂微表，热实者微利之，或不治亦自愈"的治疗之法，给后世留下了宝贵的医学资料。需要指出的是，认识变蒸学说，要摒弃某些古籍中关于变蒸时有体热、汗出等症状的说法，取其精华，仿其思路，进一步总结现代儿童的生长发育规律，以指导当代儿科疾病的诊察防治。

2. 论小儿疾病的病因病机

杨士瀛通过其丰富的临床经验及前人所论，对疾病发生的原因及发展变化的机理做了深入的探讨和研究，他"目视指切，意度心推"（《仁斋小儿方论·惊》），强调审证求因。归纳杨士瀛对小儿疾病病因病机的认识，有继承更有发挥，主要有先天、外感内伤，以及病理产物、脏腑虚弱、意外等因素。

（1）先天

先天因素，是指子代出生以前在母体内所禀受的一切，包括父母生殖之精的质量、父母血缘关系所赋予的遗传性、父母生育的年龄，以及在母体内孕育过程中母亲是否注意养胎和妊娠期疾病所造成的一切影响。影响小儿的先天因素，一是影响胚胎发育的原始物质父母之精的因素，二是胎儿在母体内孕育过程中的影响因素。特别是母体在孕期的生活、起居、情志、疾病等情况，往往会对胎儿产生影响，即"母有所触，胎必感之"

（《仁斋小儿方论·胎惊》）。如杨士瀛在《仁斋小儿方论·初生》中指出，初生噤风病证"盖由胎中感受热气，流毒于心脾，故形见于喉舌间也"；撮口"盖由胎气夹热，兼风邪入脐，流毒心脾之经，故令舌强唇青，聚口撮面，饮乳有妨"；初生不乳是因"产妇取冷过度，胎中受寒，则令儿腹痛，不肯饮乳"，或出生时"拭口不前，恶秽入腹，则腹满气短，不能饮乳"。杨士瀛认为，"婴儿初出胞胎，其声未发，急以手拭掠其口，令恶血净尽，不得下咽，则无他病"，此举对新生胎儿的护理十分重要。由于认识到胎孕因素的重要性，他在卷一专设"胎惊"条阐述胎惊的病因病机和证治，认为胎惊的形成"以胎妇调适乖常，饮酒嗜欲，忿怒惊扑"，或"外夹风邪，有伤于胎，故令子乘母气，生下即病也"。卷三"诸疳方论"总结先天因素对小儿的影响时指出："人受父母之气以生，精血不荣，胞胎有损，如草木萌芽之受伤，望其华实之不褊偟者，难矣。"

（2）脏腑虚弱

杨士瀛在继承前代医家对病证发生发展机理认识的基础上，对许多疾病的机理进行了深入探索，尤其是对惊风、疳证、疮疹等疾病机理的认识，有继承更有发挥。如杨士瀛提出"小儿脏腑柔嫩，易虚易实，易冷易热"，小儿多种疾病的发生皆因脏腑虚弱。如对惊风的发病机理，钱乙仅认为急惊"本因热生于心，热盛则风生，风属肝"，慢惊为"脾气虚生风"等。杨士瀛《仁斋小儿方论·惊》言惊风无论阴阳，其始"皆因脏腑虚而得之"，与五脏皆密切相关，指出"虚能发热，热则生风，是以风生于肝，痰生于脾，惊出于心，热出于肺，而心亦主热"，并提出"热盛生痰，痰盛生惊，惊盛生风，风盛发搐"。因虚致热、痰、惊、风的发病机理，精辟深入，既是对钱乙惊风病机理论的继承，又有创新。又如，对疳证机理的认识，杨士瀛在《仁斋小儿方论·疳》中指出："疳与劳，皆气血虚惫，肠胃受伤致之，同出而异名也……疳皆脾胃受病，内无津液而作也……大抵疳之受病，皆虚使然，热者虚中之热，冷者虚中之冷。"他认为疳是乳食不调，正气内虚所致，虚是本质，积是标象，并归于五脏。杨士瀛指出，心疳，乳食不调，心脏受热；肝疳，乳食不调，肝脏受热；肾疳，乳食不调，脏腑伏热；肺疳，乳食不调，壅热伤肺；脾疳，乳食不节，脾胃受伤。以上理论比钱氏"疳皆脾胃病，无津液之所作"的论述更为精详，且有所补充。

（3）外感

小儿受七情内伤影响较小，因此，杨士瀛认为，外感六淫是儿科疾病的常见致病因素，尤以风邪为多。外感风邪引起的疾病，如《仁斋小儿方论·初生》中所述引起小儿初生噤风的外感因素，不但有"风邪击搏致之"，还有风热、风湿、风痰等因素；撮口"盖由胎气夹热，兼风邪入脐"，脐风是"断脐之后，水湿风冷所乘"；《仁斋小儿方论·惊》中所述急惊的病因"盖由内有实热，外夹风邪"所致；《仁斋小儿方论·中风》条言疾病是"内则盛热蕴蓄，外则腠理虚开，故风邪乘其外虚暴中之"；发痉是"先伤于风，又感寒湿致之"；发痫是"小儿血脉不敛，气骨不聚，为风邪所伤"；伤寒、喘咳等证更是如此，所感外邪有寒邪、风寒、风热等；而"小儿疮疹，大抵与伤寒相类。发热烦躁，脸赤唇红，身痛头疼，乍寒乍热，喷嚏呵欠，嗽喘痰涎，伤寒证候类有之，始发之时，有因伤风伤寒而得者"（《仁斋小儿方论·疮疹》）。此外，暑邪、火热之邪、寒湿之邪也为小儿疾病常见致病因素。

（4）内伤饮食

由于小儿不知调适，易饥易饱，饮食不洁，多有偏嗜，因此，杨士瀛认为内伤饮食也是小儿常见致病因素之一。其在《仁斋小儿方论·疳》中指出："小儿脏腑娇嫩，饱则易伤，乳哺饮食，一或失常，不为疳者鲜矣。"小儿疾病不由内伤饮食者鲜见，疳证中更有详论。杨士瀛认为小儿乳食不调是形成疳证的根本原因，云："疳皆乳食不调，甘肥无节而作也。或婴幼缺乳，粥饭太早，耗伤形气，则疳之根生。"其将疳证病因病机总结为伤与积，即乳食稍多、饱食无度等，为饮食损伤变生疳证，"疳以伤得"。而恣食生冷，肥甘厚腻，壅滞中焦，为积滞损伤化生疳证，"疳因积成"。小儿积滞有乳积、有食积：乳积"由啼叫未已，以乳与儿，停滞不化得之"，症见"吐乳，泻乳，其气酸臭"；食积"由饮食无度，多餐过饱，饱后即睡得之"，症见"肚硬带热，渴泻或呕"。杨士瀛对小儿内伤饮食所患疾病观察分析详细，认为食伤则引起脾胃升降失调，或吐或泻或积，或因不纳饮食而又引起一系列病证，提示当谨慎调摄小儿饮食。

（5）病理产物

杨士瀛认为，痰饮、瘀血等病理产物，是引起小儿疾病的重要致病因素。杨士瀛有关痰饮形成和致病特点的论述，上面已有较为详细的总结，此不再赘述。杨士瀛在《仁斋小儿方论·惊》中指出，痰是引起小儿惊风的重要因素，言"热盛生痰，痰盛生惊，惊盛生风，风盛发搐……痰涎壅塞，所以百脉凝滞，关窍不通"。杨士瀛在《仁斋小儿方论·痰涎》中明确提出："痰者诸病之根也。"《仁斋小儿方论·积》指出，水饮为癖结形成的原因，云："热气蕴于胸膈之间，留饮聚于腹胁之内。"关于瘀血致病因素，杨士瀛在《仁斋小儿方论·初生》中云，瘀血积蓄可致小儿腹满气短，"婴儿初生急以手拭掠其口，令恶血净尽，若恶秽入腹则腹满气短"。《仁斋小儿方论·疮疹》言疮疹"有因跌仆惊怒蓄血而得者"。因此，杨士瀛认为，痰饮、瘀血既是病理产物，又是引起疾病的致病因素。

（6）意外

小儿神气怯弱，不知自调，不能自保。因此，杨士瀛指出，小儿易受外来惊吓、秽恶之气等因素的影响，引起惊风等一系列病症。如客忤证由"小儿神气嫩弱，外邪客气，兽畜异物，暴触而忤之"（《仁斋小儿方论·客忤》）；痫证中的惊痫，因"震骇恐怖，打坠积惊"而得（《仁斋小儿方论·发痏》）；疮疹始发之时"有因跌仆惊怒蓄血而得者"（《仁斋小儿方论·疮疹》）等。

（7）失治误治

杨士瀛在《仁斋小儿方论》中还多次提到医生的不妥当行为或过失行为造成小儿病情加重或变生他疾的情况。如《仁斋小儿方论·惊》指出：慢惊风因"急惊过用寒凉，或转下太骤，传变成之"。《仁斋小儿方论·疳》指出，医家轻药坏病致疳，"疳皆脾胃受病，内无津液而作也。有因吐泻之后，妄施吐下，津液虚竭得之者；有因潮热大下，利无禁约，胃中焦燥得之者；有因伤寒里证，冷驳太过，渴引水浆，变而生热，热气未散，复于他邪得之者；又有病癖寒热，胁下痛硬，或者不能渐与消磨，遂以硇、巴峻决，津液暴伤得之者，此非医家轻药坏病之过乎"。杨士瀛针砭时弊，提醒医家临床诊察有失，辨证不准，以致用药失误，是重要的医源性致病因素。

3.论小儿疾病的诊察

杨士瀛对小儿疾病的诊察，常以望、切为主，闻、问为辅。儿科疾病，难在诊断。如钱乙在《小儿药证直诀》自序中所云，"问而知之，医之工也，而小儿多未能言，言亦未足取信"，此为一难；"小儿脉微难见，医为持脉，又多惊啼，而不得其审"，此为二难；"脉既难凭，必资外征，而其骨气未成，形声未正，悲啼喜笑，变态不常"，此为三难。明确说明小儿因年龄和自身生理特点，医生在临床诊察时难以准确实施四诊，因此，儿科诊断的主要方法，是对患儿进行耐心细致的观察。杨士瀛深谙此理，十分重视望诊，对儿科多种常见病所具有的神态、面色、五官苗窍、形态、四肢、毛发、二阴、爪甲、二便均进行了细致入微的观察，详见"学术特色"中"四诊合参的诊法思想"，此不赘述。

需要指出的是，杨士瀛所重视的婴幼儿指纹诊察法，临床有一定的参考价值。杨士瀛在《仁斋小儿方论·惊》中，论述了虎口三关定位和指纹颜色的临床表现。如诊惊风一证，根据指纹判断疾病顺逆和预后，指出："三关虎口纹红紫或青者，皆惊风状也。"又说："其指纹形势弯弓入里者顺，出外者逆，出入相半者难痊。"然而，杨士瀛也认识到察指纹法并不适用于所有儿童，因此在论胎惊时指出："视其眉间气色，红赤鲜碧者可治，若黯黑青黑者不治。虎口指纹曲入里者可治，纹反出外者不治。"《仁斋小儿方论·伤寒》指出："幼而婴孩，则以虎口指纹之红色验之；长而童孺，则以一指按其三关，据左手人迎之紧盛者断之。"杨士瀛以三关结合指纹法诊察小儿疾病，可见其具有丰富的诊察经验。

　　杨士瀛对小儿疾病的辨证，是以五脏为纲，结合八纲辨证，重点阐述痰、风、热、食在小儿疾病中的病机，突出体现在对中风、痫证、疳证、疮疹和惊风的五脏辨证上。宋代虽无八纲辨证之名，但已有八纲辨证之实。杨士瀛关于惊风的辨证，则着眼于阴阳、寒热、虚实之辨。如其在《仁斋小儿方论·惊》中云："小儿急慢惊风，古所谓阴阳痫是尔。急者属阳，阳盛而阴亏；慢者属阴，阳亏而阴盛。阳动而躁疾，阴静而迟缓。"又云："大抵热论虚实，证别逆顺，治有后先。盖实热为急惊，虚热为慢惊，慢惊本无热，所以发热者，虚使然尔。急惊属阳，用药以寒；慢惊属阴，用药以温，甚不可以阴阳无别。""肝风心火二脏交争"致急惊，脾胃阳虚致慢脾风；急惊"内有实热，外夹风邪"，热盛生痰；慢脾风则"阴气极盛，胃气极虚"，"因虚而发热"。从杨士瀛对惊风的辨证，可以看出其临证先别阴阳，又论虚实，后归于脏腑之多种辨证方法相互结合的思想。痫证亦如此，以阴阳分痫，以惊、风、食归因，且从心、肝、脾、肺、肾五脏辨证。疮疹、疳证、伤寒等病的辨证，杨士瀛均以五脏辨证结合八纲辨证，以风、火、痰、食为主要病变要素，辨证方法经纬交织，灵活运用，针对性强，恰当准确，为后续治则的确立奠定了坚实基础。

　　总之，杨士瀛在疾病诊察中，通过望、切，辅以闻、问，详辨五脏、八纲，又结合风、火、痰、食之病变要素，以确定疾病性质，病位所在，发前人所未发。

4. 论小儿疾病的治疗

杨士瀛治疗儿科疾病最根本的指导思想是，根据小儿"脏腑柔嫩，易实易虚，易冷易热，儿有大小壮弱，病有轻重浅深"的生理特点，"意度心推，医权药衡，斟酌对治"。小儿体属"稚阴稚阳"，在病程上变化迅速，即所谓易虚易实，因此，争取时间及时治疗是非常重要的，否则容易造成疾病发展，轻病变重，重病转危。由于"小儿神气嫩弱"，用药稍有不当，极易损害脏腑功能，可促使病程剧变，难以治疗，甚则出现不治之症。正因如此，临证无论祛邪还是扶正都要适度，强调"用之得中为上矣"（《仁斋小儿方论·惊》），中病即止，恰到好处。其对儿科各种实证、虚证、虚实夹杂证，治疗时步步以顾护脾胃为重，或先祛邪，后和胃气，或以和胃健脾为主，或祛邪与和胃相合，以顾护脾胃，防止内虚。杨士瀛治疗儿科疾病的组方用药规律为用药平缓、温凉并用、攻补兼施、慎用竣剂、中病即止。

杨士瀛根据小儿生理特点，主张用药平缓、温凉并用、攻补兼施，中病即止。杨士瀛在《仁斋小儿方论》卷一开卷"初生"条即指出："小儿多热，用药不可过温，惟小小分剂调而平之，毋至以药胜病则得之矣。"其用药法度是用凉不用寒，用温不用热，用轻不用重，用缓不用竣，用轻不用重，用疏利不用攻下；或以补剂为主兼以祛邪药，或以祛邪为主兼以调正气，或以凉药为主兼以温药，或以温药为主兼以凉药，或攻补温凉并重。这些方法在疳证、惊风、疮疹等病的治疗中体现得尤为突出。如杨士瀛对疳证的治疗，《仁斋小儿方论·疳》指出："大抵疳之受病，皆虚使然，热者虚中之热，冷者虚中之冷，治热不可妄表过凉，治冷不可竣温骤补。故钱氏又曰：小儿易为虚实，脾虚不受寒温，服寒则生冷，服温则生热，当识此而勿误，是果非幼幼之纲领乎？上医处此，消积和胃，滋血调气，随顺药饵以扶之，淡薄饮食以养之，荣卫调和，脏腑自然充实，一或过焉，君子未保其往也。取积之法又当权衡。积者，疳之母，由积而虚，谓之疳极。诸有积者，无不肚热脚冷，须酌量虚实而取之。若积而虚甚，则先与扶胃，使胃气内充，然后为之。"可见，杨士瀛治疗疳证，尊钱乙之告诫，其用药以温凉为主，治热疳用胡黄连、川黄连等凉药，治冷疳用丁香、木香、使君子、厚朴、肉豆蔻、橘红等温热药，均为轻缓温和之品。

又如，杨士瀛对小儿惊风的治疗，在卷一言"定惊"法分为"治惊轻下法""治惊稍重下法""治惊重下法"三个层次。针对不同程度的痰热，治惊轻下法有定命丹、利惊丸、防风汤、宣风散、枳壳散、小柴胡汤等；稍重下法有揭风汤、朱砂膏、疏风散、柴胡加大黄汤等；重下法有青金丸、天麻丸、芦荟散、牛黄凉膈丸、青金丹、王监京墨丸等。可见杨士瀛重视方剂作用的轻重缓峻，轻症用轻缓剂，重症用重下剂；防止轻症用重剂，尽量做到能用轻缓而不用峻重，以防伤正。在《仁斋小儿方论·发痫》中，杨士瀛还针对小儿惊风专列"论脑麝银粉巴硝等不可轻用"和"论蜈蚣有毒"两条，作为惊风类病变的治疗总结，讨论小儿惊风的用药法度和禁忌。"论脑麝银粉巴硝等不可轻用"云："小儿急惊风，古人以其内外热炽，风气暴烈而无所泄，故用脑、麝、麻黄以通其关窍，银、粉、巴、硝以下其痰热，盖不得已而用之，其实为风热盛实者设也。世俗无见，不权轻重。每见发热发搐，辄用脑、麝、蟾酥、铅霜、水银、轻粉、巴豆、芒硝等剂，视之为常，惟其不当用而轻用，或当用而过用之，是以急惊转为慢惊，吐泻胃虚，荏苒时月，惊风之所为难疗者，正坐此也。"告诫人们下痰热之峻剂，若"不当用而轻用，或当用而过用之"就会使病情变得复杂难治，且有伤正之虞。治疗急惊风时，杨士瀛指出："以理观之，能用细辛、羌活、青皮、干姜、荆芥之类以为发散，胜如脑、麝；能用独活、柴胡、山栀、枳壳、大黄之类以为通利，胜如银、粉、膏、硝。"清热剂中，他推荐用南宋刘昉等辑撰的《幼幼新书》之泻青丸和导赤散。对于某些急性暴烈之病，要斟酌病情用之，强调"当用而不可无之，亦须酌量勿过剂"。在治疗慢惊时，则禁止用脑、麝、银、粉、巴、霜等寒凉通关利膝之辈。"论蜈蚣有毒"中指出："蜈蚣有毒，惟风气暴烈者，可以当之。然其风气暴烈，非蜈蚣能截能擒，亦不自止，但用之贵乎药病相当，弗容固执。"蜈蚣有毒，用于风气暴烈之证，但一定要药病相符，"有惊即散惊，有热即退热，壅实即去壅实，热退则不生痰，惊散则不生风，壅滞通则气得其平，病无由作，是固当以小剂治之"，"谨勿妄投通关利膝等剂"，强调"不可不戒"，足见杨士瀛对辛烈、峻猛、攻伐、有毒之品的谨慎态度。杨士瀛在治惊风的"截风定搐治法"中，首用人参羌活散。该方以攻邪为主，酌加扶正之品，其中羌活、独活、柴胡、枳壳、川芎、前胡、桔梗、天麻、地骨皮等祛风定搐，以人参、白茯苓调和胃气。分析杨士瀛对急惊的整体治疗思路，攻邪方与扶正方并用，攻补兼施，即先予以人参羌活散、截风丸、一字散、阳痫散、擒风汤、定搐散等祛风定搐剂，又予泻青丸、木通散、清宁散等下剂化痰清热，再以生气散、银白散、茯苓二陈汤、异功散、参苓白术散、和中散、定志丸、定心丸、温胆汤、百枝膏等和胃助气、定志宁神，以攻剂为主，攻补并用。治慢脾风，杨士瀛用太一保生丹、神保既济丹、王氏惺惺散、大醒脾散、温白丸等，以补剂为主，攻补兼施，用药以"惟于生胃气中加截风定搐，如全蝎、花蛇、僵蚕、白附、天麻、南星辈为良"（《仁斋小儿方论·惊》）。以"生胃回阳"之黑附汤、川乌散、生附四君子汤、异功辈为主方，并参用蝎附散、阴痫散等祛邪定搐之剂，如以附子、木香、人参、茯苓、白术、甘草升胃回阳为主，兼以全蝎、半夏、南星等祛风止痉化痰。用药总以"虚者温之，实者利之，热者凉之，是为活法"（《仁斋小儿方论·惊》）。

再如，杨士瀛对疮疹的治疗，《仁斋小儿方论·疮疹》云："钱氏疗疮疹证候，惟用温凉药治之，不可妄下及妄攻发。朱氏曰：疮疹已发未发，但不可疏转，此为大戒。又曰：疮疹首尾皆不可下，辄用利药，即毒气入里杀人。"在继承钱乙、朱肱论治经验的基础上，杨士瀛提出疮疹"调护之法，首尾俱不可汗下，但温凉之剂，兼而济之，解毒和中安表而已"；主张运用温、凉之剂，不可妄下及攻发；所用药物"温如当归、黄芪、木香辈，凉如前胡、干葛、升麻辈，佐之以川芎、芍药、枳壳、桔梗、羌活、木通、紫草、甘草之属，则可以调适矣"。对于疮疹初起，小儿觉身热，证似伤寒者，"先与惺惺散、参苏饮、人参羌活散辈"清轻温和之剂，"热甚则与升麻葛根汤、人参败毒散"等重剂。对升麻葛根汤的应用，杨士瀛还列专论，指出疮疹有"虚实冷热"，"葛根解表，升麻差寒，小儿气盛热多，服之犹可以消毒，万一内虚胃弱，则以水济水，宁不亏损胃气，水凝血脉，而疮疹转为之逆陷乎"。升麻、葛根乃发汗透疹之药，较之紫草、黄芪、川芎、甘草等益气活血之药峻烈，只有在热甚疹出不快，内不虚时，方可用之；调解之法惟以"活血调气，安表和中，轻清消毒，温凉之剂，二者得兼而已"。

杨士瀛其他体现温凉并用的方剂，还有如《仁斋小儿方论·热》治疗小儿虚劳证所用的人参芎归散、钱氏地黄丸等，不尽举之。

综上所述，杨士瀛在《仁斋小儿方论》中，分5卷系统论述了新生儿生理特点及儿科各种常见病，儿科理论甚明，立方精粹，尤详惊、疳、泻、痢四证的辨证论治，是继宋代钱乙《小儿药证直诀》后又一部儿科专著。杨士瀛提出了"小儿脏腑柔嫩，易实易虚，易冷易热"，"小儿神气嫩弱"，"血气未定，寒温失调"，"小儿有病，惟热居多"，小儿"要之阳阴主肌肉，胃气不可一日而不强也"等观点。对小儿疾病病因病机的认识，主要有先天、脏腑虚弱、外感、内伤，以及病理产物、意外、失治误治等几个方面。杨士瀛对小儿疾病的诊察，诊断以望、切为主，闻、问为辅，其婴幼儿指纹诊察法，对临床有一定的参考价值。杨士瀛对小儿疾病的辨证，以五脏为纲，结合八纲辨证，重点阐述痰、风、热、食在小儿疾病中的病机，突出体现在对中风、痫证、疮证、疮疹和惊风的五脏辨证。杨士瀛对儿科疾病的治疗，最根本的指导思想是根据小儿"脏腑柔嫩，易实易虚，易冷易热，儿有大小壮弱，病有轻重浅深"的生理特点，"意度心推，医权药衡，斟酌对治"。他主张用药平缓，温凉并用，攻补兼施，中病即止。杨士瀛在儿科论治上创见颇多，提出热盛生痰，痰盛生惊，惊盛生风，风盛生搐；治搐先于截风，治风先于利惊，治风先豁痰，治痰先于解热的学术见解，对后世儿科医家颇有启发。他反对用泻下药品治疗痘疹，主要用温热药物，并特别强调痘疹前后的护理，反对采用朱砂、水银一类药物治疗小儿胎毒等，为后世儿科医家所推崇。

（八）伤寒明辨温暑，用药格法考究

杨士瀛在伤寒研究中，推崇张仲景和朱肱的学术思想，并结合自己的临床应用体会和学术见解发挥伤寒理论，总括张仲景《伤寒论》、朱肱《伤寒类证活人书》两书的内容，著有《仁斋伤寒类书》。杨士瀛对伤寒的研究颇有创见，对伤寒的认识以八纲考量其脉证，重视脉证合参，明辨伤寒温暑，重视类证鉴别。尤其是对温热病辨治详细，提出了热病中暑与夏月证治的异同、风温与湿温的脉象和选方差异，以及痉病、温疟、瘟疫等病的证治。杨士瀛用药格法考究，用方除《伤寒论》方剂外，还选用了桂枝石膏汤、柏子升麻汤、人参败毒散、香薷散、黑膏方、疟母煎丸等清热祛暑解毒剂。

1. 论伤寒脉证治法

杨士瀛《仁斋伤寒类书·活人证治赋》中立"论风寒暑湿温热诸种脉证治法"篇，阐释伤寒病脉证治法，以脉证要法为立论标题，题下引述经文并发挥阐述，条理明晰，详略得当。

（1）风缓寒紧

《伤寒论》中对于伤风及伤寒证治已有明辨，杨士瀛遵经旨，以"太阳病，自汗，脉浮缓，为伤风，用桂枝汤；无汗，脉浮紧，为伤寒，用麻黄汤"（《仁斋伤寒类书·活人证治赋》）。但两者错杂于一证时，如伤风证见寒脉、伤寒证见风脉，则二药可兼用。

（2）暑虚热洪

《仁斋伤寒类书·活人证治赋》曰："中暑与夏月热病，外证皆相似，但中暑脉虚弱，肢节不疼；热病脉洪盛，肢体痛重。"即以脉象的虚与洪、肢节的不痛与痛来区别中暑与夏月热病，并指出夏月热病不可过用温药，即使表证当用桂枝汤、麻黄汤之类，也要佐以黄芩、升麻，以防药物温热之性太过。

（3）春曰温，斑曰毒

《仁斋伤寒类书·活人证治赋》以脉象、病情来鉴别春温与温毒为病。春温病情较轻，脉浮紧；温毒病情较重，寸脉洪数，尺脉实大。证治方面，春温用升麻葛根汤，若热多者用小柴胡汤；温毒用败毒散、葛根橘皮汤。

（4）坏如疟，痉如风

《仁斋伤寒类书·活人证治赋》认为"坏病曰温疟"，指温疟多由坏病导致。温疟的治疗，"先热后寒及寒热相等者，并小柴胡汤"；"先寒后热，小柴胡汤加桂"；"若脉紧实，大便秘，大柴胡汤下之"。"痉如风痫"，指痉证与风痫之证类似，表现为脉沉迟弦细、项背强急、身体反张，并依据有汗、无汗分为柔痉及刚痉，谵语者发刚痉，先手足冷者发柔痉。

（5）风温、湿温，慎勿多汗

风温证由素伤于风，因而伤热所致，其寸脉浮滑、尺脉濡弱，治以人参羌活散、小柴胡汤、葳蕤汤。湿温证由素伤于湿，因而伤暑所致，其寸脉濡弱、尺脉小急，治以除湿汤、五苓散。两者外证均为自汗，故谨勿发表，表汗则逆。

（6）风湿、中湿有便秘与便通

风湿证，由风气与湿气搏结于表所致，故其脉浮虚，大便秘，小便利，身痛微肿。中湿证，由乘虚淋冒风雨，感受山泽蒸气，寒湿乘虚侵袭人体致病，故其脉沉缓，大便利，小便秘，身痛发黄。即风湿与中湿可以"脉之浮沉""大便及小便是否通利"来区别。证治方面，风湿通用败毒散，小便不利者用五苓散；中湿通用除湿汤、五苓散，大便利、小便亦自利用术附汤。

2. 论伤寒六经阴阳表里虚实与用药格法

（1）伤寒阴阳虚实用药寒温辨义

对伤寒表里阴阳虚实，可依外内脉象有无来判定，即"阴阳虚盛用药寒温辨义"条"外有脉内无脉为外实内虚，外无脉内有脉为内实外虚"（《仁斋伤寒类书·伤寒总括》），结合《难经》有关条文阐释，更易于理解六经表里阴阳虚实的发生机理。其中，《难经·四十八难》有云："病之虚实，出者为虚，入者为实。"出者为里之阴邪出，虚者为表之真阳虚，"故阴邪以盛出而乘阳，是以脉浮于外"，而见"外有脉内无脉"的外实内虚证。此时，病在表，当汗之，不可将"阴邪出表，脉浮于外"理解为阳脉盛。与之相应，"内有脉者，里之真阴气虚，故阳邪以盛入而乘阴，是以脉实于内"，即"外无脉内有脉"的内实外虚证。此时病在里，当下之。杨士瀛强调六经表里虚实的辨析，应重视阴阳盛衰变化，并遵循"抑阴而助阳"及"抑阳而助阴"的治疗法则。他认为治疗"阴盛而邪出于外者"，可采用性温助阳的解表药，如桂枝汤之类；"阳盛而邪入于内者"，可采用性寒抑阳的攻里药，如承气汤之类。

对于"外有脉内无脉为外实内虚"之证，此时表之真阳虚，里之阴邪出于表，采用解表发汗法则亡阳，似乎与病机不符，但阴邪既在表，不用汗法又何以祛邪，何况采用的解表发汗药非麻黄汤之发汗峻剂，而是甘温助阳的桂枝类方，即"温之乃所以助阳，阳有所助而长，则阴邪之所由以消，甘辛发散为阳者，此也"。而对"外无脉内有脉为内实外虚"之证，此时里之真阴虚，阳盛而乘于阴，既然阴为病，应采用温养真阴治法，何以采用下法治之？但"阳邪入于内，不下之则邪何从出"，何况采用的攻下药非温下之剂，而是性寒之承气类，即"寒之乃所以抑阳，阳有所抑而微，则真阴之所由以长，酸苦涌泄为阴者此也"。

（2）伤寒表里虚实辨义

《仁斋伤寒类书·伤寒总括》"表里虚实辨义"条对伤寒治法大抵"内则审脉，外则审证"，并以辨表里虚实为先，而病之虚实又有表虚、表实、里实、里虚、表里俱虚、表里俱实之别，不仅要仔细辨别，更应遵循早期辨识的原则。表虚者，脉浮缓，自汗，恶风，以桂枝汤解肌。表实者，脉浮紧，无汗，恶寒，以麻黄汤发汗。里实者，脉伏牢，心腹痛，或大便坚，以小承气汤、大柴胡汤下之。里虚者，脉沉弱，自利，厥冷，以理中汤、四逆汤温之。表里俱虚者，脉举按俱虚，下利，身疼，先与四逆汤急救里阳虚；清温自调后，与桂枝汤，温助卫阳。表里俱实者，脉举按俱实，脉浮，尿赤，与五苓散；腹痛，与桂枝大黄汤，解表攻里。

（3）伤寒用药格法

《仁斋伤寒类书·伤寒总括》"伤寒用药格法"条依据六经所主表里部位及脏腑特性，采用不同的伤寒治疗法则及药物。如太阳属膀胱，为一身之藩篱，非发汗不能愈，必用桂枝、麻黄，以助阳散邪，即在表之邪，汗之可也。阳明属胃，胃以通降为顺，非通泄不能痊，必用大黄、芒硝，以疏利阳热，即在里之邪，下之可也。少阳属胆，无出入道，柴胡、半夏，佐以黄芩，清利发汗，即半表半里之邪，和之可也。太阴属脾，性喜燥而恶寒湿，非用干姜、白术，不能温燥，即寒湿在里，温燥可也。少阴属肾，主水而恶寒燥，非用附子，不能温利，即下焦阳虚，温补可也。厥阴属肝，藏血荣筋，非芍药、甘草，不能养血荣筋，即血虚筋枯，滋养可也。

同时，除伤寒六经用药常法外，亦当随证审察病机而灵活用药。如"太阴温燥不行，则亦当温利，如桂枝加大黄之类，是太阴自阳明而出也"，即太阴不仅出现寒湿之证，亦可出现积滞之证，故当加用大黄。而"少阴虽用附子，亦有麻黄细辛之证，是少阴自太阳而出也"，即少阴证虽多下焦阳虚，亦可出现表寒不解之证，而用麻黄、细辛温经散寒。

3. 论伤寒汗、下、温等法的运用

汗、下、温法在《伤寒论》六经辨证体系中应用广泛，而杨士瀛在《仁斋伤寒类书》卷三将伤寒汗、下、温法分为正法及变法，使得在辨治伤寒病证时，既有正治法可谨守遵循，又有变治法可灵活变通。

（1）正汗法

辨治太阳病证，以"太阳伤风，自汗，恶风，桂枝汤。伤寒无汗，恶寒，麻黄汤。风寒俱盛，则以桂枝、麻黄汤兼用"为正汗法，但夏月用之，应佐以黄芩，以防暑热伤阴。若本为太阳伤风证，自汗，但小便数者，为阳虚气化不足，津液下泻，此时不可用桂枝，可用干姜甘草汤、芍药甘草汤，以酸甘化阴，助阳化气。

（2）正下法

辨治阳明病证，以"阳明不恶寒，反恶热，自汗，大便难，用小承气、大柴胡""汗多者胃汁干，急下，大承气"为正下法。若有汗，脉迟微，恶寒，为太阳伤风证表现，可用桂枝汤解表。若无汗，脉浮，咳喘，为太阳伤寒证表现，可用麻黄汤散寒。若阳明病少阳证，则用小柴胡汤；冬天用柴胡汤类，须佐以官桂，以防阴寒伤阳。

（3）正温法

辨治太阴病证，以"自利不渴为脏寒，理中汤、四逆汤"为正温法，并可通过手足寒温来辨别太阴病与少阴证，即"阴证手足必微厥，若手足温便是太阴"。若兼有胸膈胀满者，用枳实理中丸，以行气导滞；若腹满，兼见脉浮，用桂枝汤，以外散表邪；若腹满时痛，用桂枝加芍药汤，以缓急止痛；若痛甚，则用桂枝加大黄汤，以攻下积滞。

辨治少阴病证，以"脉沉，口不干，舌不燥及背恶寒者，并用四逆汤，

小便白者亦用四逆"为正温法。若太少两感，始得病，脉沉发热，用麻黄细辛附子汤；口燥咽干而渴，急下之，用大承气。

辨治厥阴病证，以"脉微浮为欲愈，不浮未愈，小建中汤"为正温法。若脉浮缓如疟状，囊不缩亦欲愈，用桂枝麻黄各半汤；脉沉短者，囊必缩，为毒气入脏，可用承气汤下之；利不止，用四逆汤。大抵三阴中寒病证的正温法，微则理中汤，稍厥或中寒下利则干姜甘草汤，重者用四逆汤，无脉者用通脉四逆汤。

（4）变汗法

太阳伤风正汗法用桂枝汤，太阳伤寒正汗法用麻黄汤。若太阳与阳明合病者，又当谨守病机，变通发汗。如阳明病本多汗，出现脉浮、无汗而喘的伤寒表实证时，可用麻黄汤发汗。阳明病汗出多，脉迟，微恶寒，表未解，可与桂枝汤。阳明病烦热，汗出如疟，或日晡发潮热，脉浮虚，并与桂枝汤；若脉实，当用承气汤。若太阳与太阴合病，即太阴病出现腹满，脉浮，可用桂枝汤。若太阳与少阴合病者，脉沉，发热，用麻黄附子细辛汤，温阳解表散寒，微取其汗。若少阴病，见少阴证，而无阳热中满证，用麻黄附子甘草汤，微汗之，温阳微散表寒。

（5）变下法

①少阳病证变下法：若太阳发热，汗出不解，出现呕吐下利、往来寒热等少阳证，心中痞硬、大便难等阳明热证，为少阳与阳明合病，以大柴胡汤和解少阳，内泻热结。应用大柴胡汤治之，有应下证、可下证及急下证之别。如太阳发热，汗出不解，呕吐下利而心中痞硬，大柴胡汤下之；无表里证，发热七八日，脉虽浮数，可下，大柴胡汤；若大便难，身微热者，大柴胡汤急下。

②太阳病证变下法：太阳病，医反下之，引邪入里，出现腹满，时痛甚者，用桂枝加大黄汤，解表攻里。

③少阴病证变下法：主要应用在少阴里热证，以大承气汤急下存阴。若口干燥，下利清水，心下痛者，或腹胀满不大便，皆可用承气汤下之。若少阴恶寒蜷卧，时烦躁，不欲衣被，为表寒里热，大柴胡汤下之，以解表清里。

（6）变温法

三阴病证正温法，多用理中及四逆辈，回阳救逆。而变温法为三阴变证而设，常表里阴阳并补，多针对兼杂变证施治。如太阳病发汗，导致阳虚不固，汗漏不止，恶风，里阳虚，温养气化不利，出现小便难、四肢急而难屈伸等症，以桂枝加附子汤，温固表里。若太阳病发汗后，病不解而恶风，阴阳两虚者，用芍药甘草附子汤。若太阳病，汗下后，阳虚烦躁者，用茯苓四逆汤。若太阳病心中悸而烦，用小建中汤，温中补虚。若太阳病，风湿相搏，身烦疼，难转侧，不呕渴，脉浮虚而涩，用桂枝附子汤，以温阳散寒。又太阳风湿相搏，骨节疼烦，身体微肿，不能屈伸，汗出，短气，恶风，而小便不利者，用甘草附子汤。

综上所述，杨士瀛对伤寒的认识，以《伤寒论》和《伤寒类证活人书》为主，参以己见，多有发挥。杨氏论述了外感风、寒、暑、湿、热诸种脉证治法，区分病证表里脏腑受病深浅，伤寒六经病证的辨证用药，内容有调理伤寒统论、阴阳虚盛用药辨义、表里虚实辨义、六经用药格法，以及述表里、汗、下、温等法的运用。其重视脉证合参，详论了春温、夏热、风湿、中湿、温毒、中暑、痉病、温疟、疫疠，以及痰证伤食、虚烦脚气等病的鉴别诊断。对温热病辨治较为详细，指出了中暑与夏月热病证治的异同、风温与湿温的脉象区别和选方差异，以及痉病、温疟、疫疠等病的证治。除《伤寒论》所论证候外，杨士瀛还补充了不少临床常见证候，并因证选方用药，用方除《伤寒论》方剂外，选用了桂枝石膏汤、柏子升麻汤、人参败毒散、香薷散、黑膏方、疟母煎丸等清热祛暑解毒方剂。

杨士瀛

临证经验

　　杨士瀛医书内容涉及各科证治，剖析病源，明辨病情，辨证翔实，说理清楚，因证释方，用药精当，在脉学、伤寒、儿科及内科杂病方面做出了重要贡献。书中所论，既有医学理论知识，又有多科临证经验，颇有实用参考价值，历来为金、元、明、清许多医家所推崇。

一、诸风病 🕊

　　杨士瀛《仁斋直指方论·诸风》论述了各种眩晕、涎浮、神昏等多种风病，认为诸风病多因饮食起居不当，嗜欲无度，导致气血亏虚，阴阳不守，经络空疏，腠理开泄，适逢冲风卧地，失于调护，风邪乘虚内入而致。风邪为患，善行数变，可致人眩晕、涎浮及神昏。因风邪能够散气，外证可见恶风、自汗。另可见口眼㖞斜、窜视、搐搦、手足瘛疭、偏瘫、角弓反张等，为正急邪缓，正气引邪引起。若兼夹热邪，则痿软懈怠弛缓；兼夹寒邪，则有拘挛急痛之症。风邪侵袭人体阴阳部位、表里深浅，其证候表现各异。如风邪侵袭皮肤等阳位，可见皮肤弛缓，四肢不收；侵袭腹部等阴位，可见腹里急，身不能仰。他指出，风病"种类虽多，大要有四"，即偏枯、风痱、风懿、风痹。诸风病的临床表现，各合其主脉而兼杂并见。如风邪内中五脏，心中风，脉浮洪；肝中风，脉浮弦；肾中风，脉浮滑；肺中风，脉浮涩；脾中风，脉浮缓。而脉象的浮、促、虚、实，与风邪侵袭的表、里、上、下及脏、腑等病位相应。如脉浮，病在表；脉实，病在里；脉虚，病在脏；脉促，病在上。若出现"口开手撒，泻血遗尿，眼合不开，汗出不流，吐沫气粗，声如鼾睡，面绯面黑，发直头摇，手足口鼻清冷，口噤而脉急数"（《仁斋直指方论·诸风》），为阳气虚极欲脱，为不治之危急证候。

（一）消痰开窍顺气祛风治诸风

1. 重视应用灸法

《内经》《金匮要略》《诸病源候论》等对脏腑中风病证的病因病机及症状表现均有阐述，而杨士瀛综合诸家风病临床认识，尤其对某些特殊症状认识独到。观其对脏腑中风病证诊疗，首先明辨风病可治与不治之证，侧重于以色诊辨识风病善恶证候，并以灸各脏腑相应俞穴方法治疗各脏腑诸风的可治之证。

2. 因势利导

杨士瀛依据诸风病的病变部位特点，采用因势利导的治疗方法，并谨守虚补实泻的治疗法则。如《仁斋直指方论·诸风》云："浮则发散，实则疏导，虚则温之。"若病人体质健壮，脉促，为病在上，可以苦寒的瓜蒂散微吐，以治疗因热生风；若气血虚引起虚极生风，须配伍天雄、附子、官桂、川乌等，以温补脾肾阳气。

3. 消痰顺气

杨士瀛指出，诸风病的"治法大要，尽以消痰顺气为先"（《仁斋直指方论·诸风》），主张顺气用南木香、苏合香丸等，消痰用南星、半夏、细辛、僵蚕等；强调不可妄投石绿、铁焰、水银、轻粉、铅霜、朴硝等寒毒药物，易凝涩血脉，消铄真气；若投以小续命汤、排风汤等治风良剂，又恐其祛风之力较强，而行气之力不足，故佐以人参顺气散、乌药顺气散等，使气行风散。

4. 豁痰行气，醒神开窍

杨士瀛《仁斋直指方论·诸风》中治疗卒中，结合内服汤剂、外用擦拭、吹鼻取嚏等治法，以豁痰行气、醒神开窍为法则，对多种病因所致卒中均有良效。如治中风、中寒、中暑、中湿、中气、痰厥、饮厥等一切卒中初起，用天南星、南木香、苍术、半夏各一钱半，辣细辛、甘草、石菖蒲各一钱，生姜七厚片，乘热调苏合香丸三丸灌下。痰盛者加全蝎二枚。先以皂角去弦皮、细辛或生南星、半夏为末，以管吹入鼻中，喷嚏后，进前药。牙噤者，中指点南星、细辛末，并乌梅肉，频擦自开。

5. 温胃健脾，行气祛风

杨士瀛《仁斋直指方论·诸风》中所言的"胃中风"证，由食后乘风凉所致，以腹胀满、饮食不下、恶风、头汗出、胸膈痞塞不通为主症。风冷入中肠胃，发为泄痢，症见泄下鲜血，拟胃风汤，以人参、白茯苓、川芎、当归、辣桂、白术、白芍药等份，温胃健脾，行气祛风，缓急止痛。

（二）诸风病分类诊治

杨士瀛将诸风病分为脏腑中风、诸风四证诊治。

1. 脏腑中风

（1）心中风

关于心中风的临床表现早在《诸病源候论·风病诸候》中就有论述，巢元方对心中风出现"不能起"的症状，详解为"但得偃卧，不得倾侧"。杨士瀛认为心中风除主要表现为"翕翕发热，不能起，心中饥，食即呕吐"（《仁斋直指方论·诸风》）等症状外，还可有失音及舌焦赤等心经病变表现。他指出，可依据口唇颜色推断心中风证治难易：若见唇红、汗出，为可治之证，可灸心俞；若见唇白黑青黄，面目瞤动，为不治之证。

（2）肝中风

《仁斋直指方论·诸风》所言肝中风，症见恶风，多汗，善悲，色微苍，嗌干，善怒，头目瞤动，胁痛等。杨士瀛认为，若面黄，两目连额微青，为可治之证，可灸肝俞；若目黄白，为不治之证。

（3）肾中风

《仁斋直指方论·诸风》所言肾中风，症见腰脊痛引小腹，面浮肿，耳黑。杨士瀛认为，若两胁无黄点，为可治之证，可灸肾俞；若两胁见黄点，面如土色，鬓发直，齿黄赤，为不治之证。

（4）肺中风

《仁斋直指方论·诸风》所言肺中风，症见偃卧胸满，气短喘息，咳嗽，汗出，烦闷。杨士瀛认为，若目下、鼻及口色白，为可治之证，可灸肺俞；若色黄，循衣摸床，为不治之证。

（5）脾中风

《仁斋直指方论·诸风》所言脾中风，症见踞坐腹满，皮肉瞤动，四肢放纵，唇黄。杨士瀛认为，若身黄，吐咸汁，为可治之证，可灸脾俞；若手足青冷，或目下青，为不治之证。

（6）胃中风

《仁斋直指方论·诸风》所言胃中风，多由食后受风所致，症见腹胀满，痞塞不通，张口喘息，额上多汗。然而诸腑唯胃中风，因胃为水谷之海，五脏皆取风于胃，故胃中风与五脏中风发病关系密切，可谓各脏中风病先导，故治疗取胃俞二六。

2. 诸风四证

杨士瀛认为，风病种类虽多，但"皆随其邪气所至，表里浅深而有证也"（《仁斋直指方论·诸风》），故按中风病位深浅及病证表现，分为偏枯、风痱、风懿、风痹四类。《医宗金鉴·中风》谓："风痱、偏枯、喑痱三病，皆属于外中，而有微甚浅深之别也。"即偏枯证，无神昏，言语不乱，自有痛处，为风邪微浅；喑痱证，有神昏，不能言语，为邪已入脏；风痱证，无神昏及身痛，四肢不收，痿废不用。其中喑痱证与杨氏所论的风懿证，当为同证。而风痹证的肉厚、身顽不知痛症状，与风寒湿痹疼痛症状不同，与西医学中系统性硬皮病表现相似。

（1）偏枯

偏枯，以半身不遂，无神志及语言障碍，痛有定处为特征。《素问·生气通天论》谓："汗出偏沮，使人偏枯。"《灵枢·刺节真邪》则谓："虚邪偏容于身半，其入深，内居荣卫，荣卫稍衰，则真气去，邪气独留，发为偏枯。"偏枯由邪气乘汗出卫虚，邪气偏客于身体一侧，损伤气血、营卫，导致半身不遂。杨士瀛则指出，半身不遂，肌肉枯瘦，骨节疼痛，亦由气血偏虚不荣所致。故以铁骨丹治诸风瘫痪，拳挛，半身不遂，药用川乌、草乌、川芎、当归、辣桂、续断、细辛、僵蚕、木鳖子、天麻酒、巴戟天、防风、乳香、没药、麻黄、羌活、独活、南星、白蒺藜、薏苡仁、苍术、草薢、杜仲、牛膝、虎胫骨、自然铜、白附子、五灵脂、秦艽、全蝎、麝香等。该方药味众多，药宏力专，攻补兼施，气血并调，表里兼顾。

（2）风痱

"痱"首见于《灵枢·热病》，该篇曰："痱之为病也，身无痛者，四肢不收，智乱不甚，其言微。""风痱"之名首见于《诸病源候论·风痱候》，巢元方云："风痱之状，身体无痛，四肢不收，神志不乱，一臂不随者。"而《太平圣惠方》卷十九云，"风痱，身体强直，口噤不能言"，指出失音不语是风痱证另一重要表现。杨士瀛根据前代医家所论，以铁弹丸疗诸风瘫痪，药用川乌、五灵脂、乳香、没药、麝香，滴水为丸，薄荷酒送服，诸药辛温走窜，行气活血化瘀。

（3）风懿

风懿一词，见于《诸病源候论》《千金要方》，又称为风癔，以忽然昏仆，不省人事，舌强不语，喉中窒塞，噫噫有声为临床特征。又"风癔病有由于热者，则以痰火郁积而然"。以大醒风汤，治卒中诸风，涎潮痰厥，语涩神昏。药用附子、南星、全蝎、川芎、防风，加姜10片，煎服。清·沈金鳌据此总结："其病亦在脏腑间，由痰水制火，闭塞心窍。"（《杂病源流犀烛·中风源流》）

（4）风痹

风痹以肉厚、身顽不知痛为临床特征，因感受风寒湿邪多少及病变部位差异，风痹可有特异性病变。杨士瀛指出，风痹"风多则走注，寒多则疼痛，湿多则重着，在筋则筋屈而不伸，在脉则血凝而不流，在肉则不仁，在骨则癫重"（《仁斋直指方论·诸风》）。临床可选麝香丸，药用川乌、全蝎、地龙、黑豆、麝香，糊丸温酒送服，治疗白虎历节风，走注疼痛，遍身瘙痒如虫咬，昼静夜剧；以增味五痹汤，治风寒湿合而为痹，肌体麻痹不仁，药用羌活、防己、姜黄、白术、海桐皮、当归、白芍、甘草，加姜10片，煎服，并嘱病在上者食后服，病在下者食前服。

综上所述，杨士瀛对诸风病的证治，将风证分心中风、肝中风、肾中风、肺中风、脾中风、胃中风等。证治提纲可归纳为：重视应用灸法；因势利导；消痰顺气；豁痰行气，醒神开窍；温胃健脾，行气祛风。顺气用南木香、苏合香丸等；消痰用南星、半夏、细辛、僵蚕等。治疗卒中，将汤剂内服、外用擦拭及吹鼻取嚏等疗法结合，以顺气祛痰、醒神开窍为治疗法则，对于多种病因所致卒中，均有良效。

二、诸气病

杨士瀛在前代医家对"气"的认识基础上，提出"人以气为主"，认为导致气机失常的原因有七类，称为七气，故用"七气汤"为主化裁治疗。

（一）人有七情，病生七气

气的运动激发人体各项生理活动，而气的运行失常是百病产生的根本原因，因此，中医学历来强调谨察气机变化，指导疾病临床诊断及治疗。杨士瀛也十分重视气机在人体中的作用，在《仁斋直指方论·诸气》中指出："人以气为主，一息不运则机缄穷，一毫不续则穿壤判。"他认为气为人身之主，并对气的物质及功能属性有详尽阐发，如气具有调节阴阳升降、激发血液流行、推动营卫运转等功能，而气作为富含营养的精微物质，可以滋养濡润五脏六腑。气旺盛则脏腑精气充盈，气衰弱则脏腑精气亏虚。气机顺达则机体康健，气机逆乱则机体病变。"人有七情，病生七气"，人有七情，病变产生"喜、怒、忧、思、悲、惊、恐"，或"寒、热、怒、恚、喜、忧、愁"（《仁斋直指方论·诸气》）等七气；当气机郁滞不能运行水湿，可致水湿凝结生痰；然痰湿为有形实邪，易阻滞气机；气滞与痰结互相影响，互为因果，故调气必先祛痰。如七气汤，即以半夏为主药燥湿化痰；气因寒而凝滞，调气祛痰需用温中之药，故以官桂佐之。此方治痰气窒碍于咽喉，咯之不出，咽之不下，腹胀满，上气喘急的梅核气。

（二）七气汤化裁治诸气病

对气病的治疗，杨士瀛多以七气汤化裁治疗。

1. 冷气

冷气证，由饮食生冷，感受风寒，伤及脾胃；寒性凝滞，易阻滞气机，形成寒凝气滞证，即杨士瀛所谓的"冷则生气"。若气运不畅，痰湿及血液不运，产生痰浊及瘀血等实邪，壅滞心胸及中焦脾胃，可见心胸刺痛、不能饮食等症，可用七气汤、治中汤、沉香降气汤、大沉香丸治疗。七气汤，方用半夏五两，人参、辣桂各一两，甘草半两，加姜五片、枣一枚煎服，可燥湿化痰、温中健脾。治中汤方，用人参、白术、干姜、甘草、青皮、橘红等份，治疗呕吐，脾疼等证，具有健脾和胃之效。沉香降气汤，主治阴阳交滞，心腹胀满，留饮停酸，积冷诸证。药用沉香一两，缩砂仁三两，甘草二两半，香附一斤。其重用香附以温中散寒理气，配伍沉香及砂仁降气和胃。

2. 痰饮水气

杨士瀛对痰湿及水饮阻滞引起气机郁滞，惯用三因七气汤、指迷七气汤、易简二陈汤等治疗痰气郁滞方剂。其中，三因七气汤，用半夏五两，茯苓四两，厚朴三两，紫苏二两，加姜七片、枣二枚，水煎服，主治同大沉香丸冷气证。其名虽为三因七气汤，但与《三因方》七气汤的药物组成有异，即去桂心、白芍、橘皮及人参。若水气壅盛，中焦痞塞，不能饮食，面目浮肿，可用枳壳散加南木香，或大流气饮、指迷七气汤、顺气木香散、三和散、五皮散加半夏、茯苓。

3. 气逆

气逆证，常见于以降为顺的脏腑病变，如肺气上逆，可见气喘急促等症。杨士瀛用分气紫苏汤，主治腹胁疼痛，气喘急促。本方以五味子、桑白皮、大腹皮肃降逆气，以桔梗升宣肺气，以茯苓、陈皮、草果仁、甘草，入姜三片，理气调中，盐少许煎服。以苏子降气汤，主治心腹胀满，气喘短促。药用苏子、半夏、前胡、厚朴降气化痰、止咳平喘，以当归养血补肝，肉桂温补肾阳、止咳逆上气，陈皮、甘草理气祛湿化痰。杨士瀛以苏合香丸治疗心火乘肺气逆证，独具特色。其云："至若酒色过度，虚劳少血，津液内耗，心火自炎，遂使燥热乘肺，咯唾脓血，上气涎潮，其嗽连续而不已。"又云："近世率用蛤蚧、天灵盖、桃柳枝、丹砂、雄黄、安息香、苏合香丸通神之剂，然则咳嗽证治，于此可以问津索途矣。"（《仁斋直指方论·咳嗽》）另有秘传降气汤，药用五加皮、枳壳、柴胡、骨碎补、地骨皮、桔梗、桑白皮、陈皮、诃子、甘草、半夏、草果，入紫苏叶、姜，煎服，主治上热下虚，阴阳阻隔，气不升降之证。

4. 气隔

气隔证，为阴阳不和，以中脘痞塞，食不能下为主要表现。杨士瀛治以五膈宽中散、和剂七气汤加木香、缩砂仁，并佐以红丸子。五膈宽中散，主治七气留滞，饮食不下，药用白豆蔻、丁香、木香、缩砂仁、甘草、青皮、陈皮、厚朴、香附，加姜三片、盐少许煎服。该方诸药辛温行气，消积通滞，故谷胀、气胀可通用。和剂七气汤，主治七气所伤，痰涎结聚，心腹刺痛，不能饮食。药用半夏燥湿化痰、消痞散结，以辣桂行中焦气滞，以人参、甘草补中益气，姜枣调和脾胃，食前煎服。

5. 气滞

气滞者，滞于胸膈则胀满，滞于手足则浮肿，滞于腰间则坠痛。杨士瀛治胀满用异香散、调气散、沉香降气汤，仍与神保丸，或少与煎丸利之。治浮肿用三和散夹生料五苓散，或五皮散加桂吞青木香丸，局方流气饮加赤茯苓、枳壳。治腰痛，俞山人降气汤、局方七气汤，加橘核或辣桂煎汤，点调气散，吞青娥丸。

6. 气秘

气秘证，为宿食不消，留滞胃肠，闭阻气机，导致大便不通。杨士瀛治以苏合香丸夹和感应丸，或杨氏麝香丸、局方麻仁丸，用枳壳散送服。感应丸，主治积冷伤胃，不能传化，腹胁胀痛。药用巴豆、白草霜、干姜、木香、丁香、肉豆蔻、杏仁、黄蜡、麻油等辛温行气，攻积消滞。该方本为治痢之剂，但杨士瀛认为"虽然感应丸只可治痢，不可治泻，盖痢家服之，有积则行，无积则止"（《仁斋直指方论·胀满》），可见本方可用于积滞内停之证。

7. 气中

气中证，多由气不归原导致，其临床表现类似中风，如仆倒昏迷、牙关紧闭，但无痰证，可与中风区别。治疗上不可按中风病论治而误投风药、通关药及发表药，应遵循标本缓急、先后治法，先投以姜汁汤调服苏合香丸，次用七气汤、大流气饮，加石菖蒲，使气顺痰消，醒神开窍，以治疗神志昏迷之标实；再用治中汤加木香，以和气调中，使气归原道，以治气中之本。若不能引气归原，可致气机逆乱而发为厥证。

8. 积聚

杨士瀛认为，气血水饮皆能结块，其按脏腑将积聚命名为五积、六聚。五积指发于五脏之积证，其病难医；六聚指发于六腑之聚证，其病易治。夹水者为癖，夹血者为癥。轻者，以麝香汤送服神保丸，或与蓬煎丸、撞气阿魏丸、三棱煎丸。重者，用如意丸、顶珠丸。若腹中辘辘作声，乃水

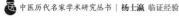

饮为患，用消饮丸、倍术丸、二姜丸。

9. 妊娠恶阻

妇人月事经季不行，胸部气塞，呕恶不能食，食入则吐痰涎，或表现为有物如核，窒塞于胸部咽喉而痛，或如卵块，筑触于心下而疼，或为腹中有块，动则作痛，攻刺腰背，伴发热、乏力、尿浊、带下淋沥不尽、消瘦等类似虚劳症状，但其不能食谷物，而喜食水果，此为有孕征象。杨士瀛治以二陈汤加缩砂仁、桔梗、生姜、大枣、乌梅同煎。其中半夏理气燥湿化痰，缩砂仁顺气安胎，桔梗可开胸喉痞隔，生姜、大枣调理中焦脾胃气机枢纽。不可妄投刚燥温胃之剂，使胎气烦扰，病必不愈。而白浊证者，慎勿投燥涩之剂，可用二陈汤加白茯苓、白丸子治之。

10. 梅核气

梅核气，指有物如梅核，窒碍咽喉，咯之不出，咽之不下的病证。其因积热内蕴，蒸津为痰，或恚怒太过，痰气郁结于咽喉引起，治疗以半夏、陈皮、香附、川芎、山栀子、黄芩、枳壳、苏子等清热顺气、导痰开郁之品为主。若为老痰、顽痰凝结，当用海石等软坚散结之品。

综上所述，杨士瀛对诸气病的证治，将气病分为冷气、痰饮水气、气逆、气隔、气滞、气秘、气疾、积聚、妊娠恶阻、梅核气等辨治。以七气汤为主，冷气用七气汤、治中汤、沉香降气汤、大沉香丸治疗；痰饮水气惯用三因七气汤、指迷七气汤、易简二陈汤等治疗痰气郁滞方剂；气逆用分气紫苏汤、苏子降气汤、苏合香丸、秘传降气汤等；气隔治以五膈宽中散、和剂七气汤，加木香、缩砂仁，并佐以红丸子；气滞证胀满用异香散、调气散、沉香降气汤、神保丸、少蓬煎丸等，浮肿用三和散夹生料五苓散，或五皮散加桂吞青木香丸，局方流气饮加赤茯苓、枳壳等，腰痛用俞山人降气汤、局方七气汤、调气散，吞青娥丸等；气秘治以苏合香丸夹和感应丸，或杨氏麝香丸、局方麻仁丸，用枳壳散送服；气疾不可按中风病论治，误投风药、通关药及发表药，而分清标本、缓急、先后，先投以姜汁汤调服苏合香丸，次用七气汤、大流气饮，再用治中汤以和气调中治本；积聚分为五积、六聚，方用麝香汤送服神保丸、蓬煎丸、撞气阿魏丸、三棱煎丸、如意丸、顶珠丸、消饮丸、倍术丸、二姜丸等；妊娠恶阻治以二陈汤加减；梅核气以清热顺气、导痰开郁之品为主，若为老痰、顽痰凝结，用海石等软坚散结之品。

三、诸血病

（一）血为百病之根

人有阴阳及血气，分而论之，则气属阳而血属阴，男以阳为主，女以阴为主。气血为病，男女本无区别，固然百病生于气，但血为百病肇生之胎始，医者不可不察。杨士瀛将人体之血与经络比为自然界之水与百川，其曰："血犹水也，水行乎地中百川，理则无壅遏之患，人之血脉一或凝滞于经络、肠胃之间，百病由此而根矣。"(《仁斋直指方论·血》) 即借百川流行之机，阐发血为百病之根，其理发人深思。

杨士瀛辨治诸血病证，涵盖了衄血、咳血、尿血、便血等常见出血证，对各证病因、病位、病机的认识，条理清晰，论述精详。如"从胃而上溢于口者，曰呕血，咯血"，"唾血者，出于肾也"，"咳血、嗽血出者，出于肺也"，"痰中带血丝而出者，或从肾，或从肺来也"，"血从皮孔出者，曰肌衄"，"血从齿出者，曰牙宣"，"血出于小便来者，曰溺血、曰血淋"，"出于大便者，曰肠风，痔血"，"粪前来者曰近血，粪后来者曰远血"(《仁斋直指方论·诸血》) 等。其中，对于大便下血的近血及远血分类，很得临床辨证要领，但对于咯血出于胃、溺血与血淋的认识不够准确。杨士瀛对于诸血病的治法，可概括为如下几种。

1. 治胃止血法

血得寒则闭涩不通，逢营血亏虚，风寒侵袭，易发虚劳及经闭之证。血得热则流行而不息，若因蓄热逼迫，营道开解，血不能禁，易发出血之证。因川芎为血中气药，当归能补血行血，故杨士瀛以川芎、当归为血中上药；而在出血诸证的治疗中，每每以胃药收效，是其血证临床诊治经验的总结之一。《仁斋直指方论·血》云："盖心主血，肝藏血，胃者又所以生其血，而能使真气归原，故其血自止。"方用木香理中汤，或参苓白术散二分，枳壳散一分，夹和米汤，乘热调下，或真方四君子汤夹和小乌沉汤，米汤调下，并用姜枣略煎。以治胃法止出血，其理法虽然通达，但是否适用于诸出血病证，仍需临床实践的验证。

2. 调气止血法

血本为阴，不能独行，唯阳气温煦推动，才可往来流行于周身上下，四肢百骸，因此，血随气行，气逆则血逆，血之与气，密不可分。故杨士瀛在治疗出血诸证时，不忘调气，以和血止血。在上述治胃止血治疗中，于养胃药中施用调气药，以桔梗枳壳汤夹和二陈汤，姜枣同煎，少佐以苏合香丸，杨士瀛称此为"调气之上药也"。

3. 温阳止血法

血得热则行，出血之证多为热证，故止血之药多用凉药。但杨士瀛也注意到，出血证不独血热引起，也可由阳虚有寒，不能摄血导致。如"气虚夹寒，阴阳不相为守，营气虚散，血亦错行，所谓阳虚阴必走是尔"（《仁斋直指方论·血》）。但此证必见虚寒表现，可用理中汤加南木香，或局方七气汤加川芎，或甘草干姜汤等，以温中散寒，兼以行气，使血自归于经络，杨士瀛称"其效甚著"。又有饮食伤胃，或阳虚不化，胃气上逆，发为吐衄，可用木香理中汤、甘草干姜汤，理气温中助阳。另有五丹丸治虚极而壅，气不归原，衄血、喘嗽痰作之证，药用来复丹、黑锡丹、震灵丹、金液丹各一帖，养正丹二帖，米糊丸桐子大，每服三十丸，空心生料理中汤加木香送下，或沸汤调苏合香丸下。合用五种丹药，并调服理中汤或苏合香丸等温中行气药，其药力势必强劲，用于虚极衄血证当获良效。

4. 清热止血

血证不独血之本身为患，杨士瀛也认识到气机逆乱是导致血证的另一重要原因，论曰："夫人生之血，赖气升降，气升则升，气降则降，气逆则逆，气和则和，气浊则乱，如此失血，岂不皆由气浊遇热妄行之所致也。"（《仁斋直指方论·诸血》）治疗时应针对气浊而清热，使气清血和。

（二）治血必用血药，四物汤为要

杨士瀛从出血趋势判定诸血病证顺逆，指出"大抵血从下流者为顺，易治，血从上溢者为逆，难治"（《仁斋直指方论·诸血》），倡导治血必用血药，以四物汤为要药。应用四物汤治疗血证，应"独能主血分受伤，为气不虚也"（《仁斋直指方论·诸血》），若有气虚等证，又当辨证加减。瘀血阻滞，用桃仁、红花、苏木、血竭、牡丹皮；血崩漏下，用蒲黄、阿胶、地榆、百草霜、棕榈炭；瘀血疼痛，用乳香、没药、五灵脂、凌霄花；血虚，用肉苁蓉、锁阳、牛膝、枸杞子、益母草、夏枯草、龟板；血燥，用乳酪；血寒，用干姜、肉桂；血热，用生地黄、苦参。杨士瀛辨治诸血病证，涵盖了衄血、咳血、尿血、便血等常见出血证，并对各证病位、病因、病机认识，条理清晰，论述精详。他倡导治血必用血药，以四物汤为要药，川芎、当归为血中上药，为后世诸血病变的证治提供了宝贵参考。

1. 衄血

杨士瀛将衄血分为鼻衄、肌衄、齿衄辨治。鼻衄指血从鼻孔流出，由于"鼻通于脑，血上溢于脑，所以从鼻而出"（《仁斋直指方论·诸血》），强调了鼻与脑的密切关系。鼻衄不止，以茅花止之，可外用塞鼻中，或用茅花浓煎汤内服，也可用茅花调止衄散，并以麻油或萝卜汁滴鼻。上述方法简捷而方便施用，可通用于鼻衄。若实热者，用川芎三黄散；吐衄经久不愈，用清肺饮，益气养阴清肺。另有"外迎法"以止鼻衄，用井花水湿纸，顶上贴之，左鼻衄以线扎左手中指，右出扎右手中指，俱出两手俱扎，或炒黑蒲黄吹鼻中，或龙骨末亦可。肌衄为血从肌腠而出，肝主藏血，汗为心之液，血汗同源，心肝损伤，故肌肉腠理出血，用血余炭立效。齿衄又称为牙宣，指血从牙龈齿缝而出，因肾主骨生髓，齿为骨之余，故牙宣多由肾虚，虚火上炎，迫血外溢导致，可用盐汤送服安肾丸及黑锡丹，兼用姜、盐炒香附，制成黑色粉末，擦拭出血牙龈处。《诸病源候论·齿间出血候》曰："手阳明之支脉入于齿，头面有风而阳明脉虚，风夹热乘虚入于齿龈，搏于血，故血出也。"即风热壅于阳明经脉，迫血妄行，是牙宣出血的重要病机。杨氏辨治风壅牙宣，以消风散擦拭牙宣部位，以取消风止血之效。总之，杨氏治疗衄血之证，多采用外治法以立收止血之功，也注重调理引起衄血的内在脏腑失调以治其本，辨治颇为周详妥当。

2. 咳血

咳血，又称为咯血、嗽血，为血由肺脏经气道咳嗽而出，或纯血鲜红，间夹泡沫，或为痰血相兼，痰中带血。唾血指鲜血随唾而出。杨士瀛将咯血与唾血并称为咯唾血，由于五脏与五液配属中，肾之液为唾，故其认为"咯唾血者，由于肾也"（《仁斋直指方论·诸血》）。从其咯唾血证治中可以看出，唾血为唾出痰血的病证。咯唾血也可因瘀血内停，肺气壅遏，不能肃降，血随气逆引起，可用天冬、麦冬、知母、贝母、桔梗、黄柏、熟地黄、远志、百部等滋肾润肺、清热止血药物治疗。朱丹溪治疗痰带血丝，用姜汁、青黛、童便、竹沥等，入四物汤加地黄膏、牛膝膏等血药。杨士瀛治疗肺破嗽血唾血，用阿胶丸，又立三方治疗痰中见血，用牡丹皮、栀子、黄芩等，清泻肺火；以贝母、芍药等，清热养阴，以桃仁、牡丹皮等，活血化瘀；以桔梗、桑白皮、枳壳等，通宣肺气。杨士瀛另设咳嗽血证治，与咯唾血比较而言，后者虽然也有咳血，但当以唾出痰血为主要症状，而咳嗽血当为单纯的咳血证。朱丹溪以咳血之证多是血虚之证，故喜用青黛、瓜蒌仁、诃子、贝母、海石、山栀子等清热泻火化痰药；咳嗽明显者，加杏仁止咳平喘，继以八物汤调治。杨士瀛推崇朱丹溪血亏虚热咳血的病机认识，以茯苓补心汤治疗心气虚耗不能藏血的咳血，以人参芎归汤治疗虚劳津伤血少的咳血，以金沸草散治疗肺热嗽血，以鸡苏丸治疗下虚上壅的虚热嗽血、衄血。

3. 尿血

尿血，是指小便混有血液，甚则有血块的病证。小便颜色随尿中血量多少，可呈现淡红色、鲜红色或淡酱油色。其主要由火热之邪熏灼肾及膀胱血络，或肾气不固，或气滞血瘀，血液溢于脉外，随尿而出。对于本病病变脏腑，除肾及膀胱外，《诸病源候论》认为心主血脉，而其合为小肠，故心热下移于小肠，损伤血脉，泌别清浊失司，产生尿血。故心血虚者，用四物汤加牛膝膏，滋养阴血，引药下行。实邪阻滞者，以当归承气汤攻下，药用大承气汤攻下积滞，以当归养阴血，防攻下太过伤正。对于下焦热结的血淋尿血，可选用增味导赤散、小蓟饮子等，以清热通淋止血。

4. 便血

便血，是指大便下血，或血便混杂而下的病证。根据出血部位不同，有远血及近血之分；而按出血颜色，又有肠风和脏毒之别。便血主要由脾胃虚寒，脾不统血，或胃肠实热，络损血溢，随大便而出。杨士瀛认为"大便下血者，皆由五脏伤损所为"（《仁斋直指方论·诸血》），脏腑正气虚衰，加之外受风邪，内积实热，则大便下血。治宜四物汤，补已伤之阴血，加炒山栀、升麻、秦艽、阿胶等外散风邪、内清热邪，虚者加干姜温中散寒。在便血诸方中，以法制香附方通治便血，以黄连香薷饮治疗伏暑便血，以败毒散治疗风热便血，以胃风汤治疗风湿便血，以当归和血散治疗湿毒便血等。另烧刺猬皮，存性取用，治疗中毒下血，即取血余炭止血之意，药味简单，调服方便。

四、虚劳

虚劳，是以脏腑元气虚衰，精血不足为主要病变的慢性虚弱性病证。该病证常由先天禀赋不足，后天失于调养，体质虚弱，或疾病失治，久病失养，劳倦内伤，形神过耗，导致脏腑功能衰退，元气亏虚，精血不足。本病病程缠绵，病变表现复杂，若调治不当，脾肾衰败，可出现阴竭阳亡等恶候。

（一）辨治重在气血

隋·巢元方在《诸病源候论》列虚劳病诸候，将虚劳病因总结为五劳、六极、七伤，对虚劳诸证候表现描述颇详。杨士瀛在《仁斋直指方论》卷九列虚劳方论及证治，十分重视气血理论在病因病机中的重要性；认为终日劳役，神疲力乏，恣情纵欲，七情内伤，饮食失节，形寒饮冷等内外因素作用下，导致五脏气血俱虚；非用滋润黏腻之品，不能补益已伤之气血津精，故用鹿角胶、阿胶、牛乳、饴糖、酥酪、煎蜜、人参、杏仁、当归、熟地黄等药。虚劳辨治应以滋养营血为主、调节脏气为辅，并警示虚劳诸证治疗应谨记气血虚损病机，不可过用、妄用攻邪，潮热不可过用寒凉，大便秘结不可骤用攻下，喘嗽不可妄用宣散。

（二）滋养营血为主，调节脏气为辅

杨士瀛对虚劳的辨治重视气血，治疗以滋养营血为主、调节脏气为辅，主要治法有以下几个方面。

1. 宁心安神

五脏皆可因精气虚损而出现虚劳病证，若心虚血少，心气不和，心失所养，则心神不宁，惊悸不已。因"心家虚，则便浊汗多"（《仁斋直指方论·虚劳》），还可有小便腻浊及多汗症状。以远志丸治疗虚劳惊悸，神气不宁，用远志、茯神、黄芪、熟地黄、人参、石菖蒲、当归等药，滋养气血，开窍宁心安神。以龙齿汤治疗惊悸，小便或少或多或浊之证，药用半夏、辣桂、人参、白茯苓、甘草、当归、龙骨、桔梗、远志、枳壳、黄芪、茯神等为末，以姜、枣、粳米，食前煎服，诸药气血并调，心肾并治，以收镇静安神之效。另有养心汤，治疗虚劳少血，心虚多惊，精神恍惚。辰砂妙香散，治疗虚劳心气不平，小便腻浊。

2. 交通心肾

虚劳若妄用金石之药，或附子等温燥之品，耗伤气血，导致心肾不交之证，心火上炎，熏灼于肺，则为咳嗽、咯血、口干、五心烦热；肾水下行，则为脚软、遗精、尿浊、便数。以集验鹿茸丸，治疗诸虚劳倦，药用鹿茸、熟地黄、当归、枸杞、酸枣仁、远志、附子、沉香、牛膝、山药、苁蓉、麝香等，盐汤调服，以滋养气血，补养心肾。以还少丹，用山药、牛膝、白茯苓、山茱萸、茴香、续断、菟丝子、杜仲、巴戟天、肉苁蓉、五味子、枳实、远志、熟地黄等，生精血，补虚劳，交通心肾。

3. 益气养血

虚劳，不外气虚、血虚、阴虚、阳虚四类，故补益气血为虚劳证治的基本法则。杨士瀛以补养气血治疗虚劳方剂，往往药味较多，概因虚劳为慢性虚损严重病证，非大方大剂不能发挥补虚治劳之功。以黄芪十补汤治疗虚劳血气不足，药用黄芪、当归、熟地黄、茯神、白芍、人参、白术、酸枣仁、半夏、陈皮、五味子、肉桂、乌药、甘草、麦冬、木香、沉香，配以姜、枣，食前煎服。以鹿茸大补丸，益气血，补益虚损，药用人参、五味子、当归、白术、白茯苓、熟地黄、白芍、黄芪、甘草、阿胶、续断、半夏、山药、石斛、酸枣仁、柏子仁、远志、川白姜、辣桂、鹿茸，加姜、枣，食前煎服。

4. 补虚止汗

心在液为汗，肺在体合皮毛，故汗出主要与心肺功能失调有关。杨士瀛在"虚劳方论"中直言"心家虚，则便浊汗出"(《仁斋直指方论·虚劳》)。心之阴血虚损，阴虚阳盛，迫汗外出，可致盗汗；心之阳气虚衰，阳虚不固，汗出于表，可致自汗。故以黄芪六一汤，治疗虚劳自汗，黄芪、甘草、白术、白芍，加姜、枣煎服。以当归散，用人参补养心肺之气，以治自汗；用当归补养阴血，以治盗汗。

5. 治劳杀虫

劳瘵之名，始载于《三因极一病证方论》，虚劳与劳瘵虽均可表现出脏腑虚损症状，且病程缓慢，但两者仍有本质区别。即劳瘵具有传染性，为"瘵虫食人骨髓，血枯精竭"所致，故杨士瀛另立劳瘵专论证治，但在虚劳证治中仍有涉及，如以桃仁煎，治疗劳疰传尸，骨蒸倦弱，大川椒、犀角[①]、当归、续断、桃仁、鳖甲、蛤蚧、木香、白矾、皂角、安息香、苏合香、雄黄、麝香、米饮，或正川椒泡汤送服。神授丸，治疗传尸劳疰，以正川椒杀劳虫，用老酒浸白糕为糊，食前盐汤送服，并宜"逐时常服"。

6. 健脾和胃

杨士瀛在气血俱虚的五脏虚劳证候论述中曰："脾胃虚，则呕吐不食，日就羸黄，或乃胃热消谷，饮食虽多，亦不生肌肉而转加瘦悴矣。"即脾胃虚损之虚劳证，除脾胃气血不足症状外，以呕吐、消谷善饥、肌肉瘦削为特征，故以参苓白术散，治虚劳胃弱，饮食不进。用人参、白茯苓、白术、甘草、山药、白扁豆、缩砂仁、桔梗、莲子肉、薏苡仁，姜枣略煎，具有燥湿理气、健脾和胃之效。食证呕吐的治中汤，助胃进食的人参开胃汤，燥湿化痰、理气和中的二陈汤等均可辨证选用。

---

① 犀角：为犀科动物白犀牛、黑犀牛、印度犀牛、爪哇犀牛、苏门答腊犀牛等的角。犀牛是受国际保护的珍稀濒危动物，现多用水牛角代替。

7. 滋阴行气通便

大便秘结，为大肠传导失司的表现。虚劳中诸脏腑虚损，伤及肠胃气血阴津，肠失濡润，气机郁滞，通降失常，均可致糟粕内停，发为便秘。此时正气亏耗较甚，不可妄施攻下通便之剂，当以滋养行滞为主。以枳壳散，治虚劳大便秘涩，药用枳壳、甘草、杏仁、阿胶、生地黄，姜、枣、乌梅煎服。以枳壳宽肠行气，以杏仁肃降肺气，以阿胶、生地黄滋阴养血，以乌梅敛肺生津，配伍姜、枣，调和营卫，本方滋阴养血与行气降气并用，应用精气虚损的虚劳便秘之证，十分恰当。

综上所述，杨士瀛虚劳辨治重视气血理论，以滋养营血为主，调节脏气为辅；常用鹿角胶、阿胶、牛乳、饴糖、酥酪、煎蜜、人参、杏仁、当归、熟地黄等滋润黏腻之品；强调不可过用、妄用攻邪；潮热不可过用寒凉，大便秘结不可骤用攻下，喘嗽不可妄用宣散。其论治思想对现代临床具有重要指导意义。

五、眩晕

杨士瀛认为，眩晕证因"虚极乘寒得之"，导致阴阳升降失常，强调推求病因，随证治之，施用升降阴阳、重镇坠行止眩之剂。

（一）升降阴阳，重镇止眩为法

眩晕，是以头晕及目眩为主要表现的病证。分而言之，头晕，即感觉自身或外界景物的动摇、旋转不定，站立不稳，目眩即眼花或眼前发黑，视物不清。本病证以内伤为主，尤其以肝阳上亢、气血亏虚、痰浊内阻证最为常见。在《仁斋直指方论》中，眩晕称为眩运，并与冒眩词义相同，表现为"目闭眼暗，身转耳聋，如立舟舡之上，起则欲倒"，并认为眩晕证因"虚极乘寒得之"（《仁斋直指方论·眩运》）。如风、寒、暑、湿四气，乘虚导致眩晕。喜怒哀乐，忧思悲恐，七情郁滞，化生痰饮，随气上厥，攻虚而眩晕。劳欲过度，肾气不纳，诸气上逆，为气虚眩晕。吐衄漏崩，肝失藏血，血液妄行，为血虚眩晕。妇人新产，瘀滞不行，为血瘀眩晕。因此，杨士瀛辨治眩晕时云"是可不推寻致病之因乎？治法随机应敌"（《仁斋直指方论·虚劳》），强调应推求病因，随证治之，并警示眩晕不可妄用汗下之法，可施用升降阴阳、重镇坠行止眩之剂。如以养正丹夹和震灵丹，可升降阴阳，重坠止眩。其中，养正丹药用硫黄、黑锡、水银、朱砂等，取其升降阴阳、助阳接真之效；震灵丹，药用禹余粮、丁香、代赭石、赤石脂、紫石英、乳香、没药、五灵脂、朱砂等，多为金石之药，可重镇眩晕。

（二）推求病因，灵活施治

杨士瀛治疗眩晕，强调推求病因，随证治之，眩晕不可妄用汗下之法。对于因痰饮、寒湿、暑热、七情、气虚、瘀血、风痰等不同病因所致的眩晕，根据其证候表现不同，灵活施治。

1. 痰饮眩晕

饮食不节，或忧思劳倦，损伤脾胃，脾阳不振，健运失职，水湿内停；或肺虚不能宣降水津，肾虚不能化气行水，肝郁不能疏泄气机等，均可导致痰浊水饮内阻中焦，清阳不升，清窍失养，或水气厥逆，上扰清窍，发为眩晕。故杨士瀛以苓桂术甘汤，治疗水气冲胸，颤摇眩晕，方以茯苓、桂枝、白术、甘草，锉散煎服，温阳化饮，健脾制水。若风盛者，加川芎、细辛；湿盛者，加川芎、苍术；寒盛者，加干姜、高良姜。以千金五套丸，治疗胃虚膈满，宿滞不消，停痰留饮，结聚胸脘，眩晕欲呕，臂痛，方用南星、半夏、白术、茯苓等燥湿化痰，丁香、木香、青皮、橘红行气化湿，良姜、干姜温胃助阳，上末糊丸，米汤送服。以五苓散加赤茯苓，治疗停饮眩冒，心下悸动。

2. 寒湿眩晕

寒湿困阻脾胃，中焦气机升降之枢不利，清阳不升，浊阴不降，发为眩晕。故杨士瀛以芎术除眩汤，治疗寒湿头重、眩晕，药用附子、白术、川芎、官桂、甘草、姜七片，食前服，温阳散寒燥湿。以理中汤，治寒湿眩晕，若中焦虚寒较重，而痰湿不显，可用干姜甘草汤、附子理中汤，温中散寒祛湿。

3. 暑热眩晕

暑为阳热之邪，乘虚入心犯脑，可致眩晕。治疗以清解暑毒为主，兼以化痰除湿。故杨士瀛以桂苓丸，治疗暑热眩晕，肉桂，茯苓等份，炼蜜为丸，并以香薷锉散解暑毒，药用香薷、厚朴、茯苓、陈皮、甘草、高良姜，锉细，盐一捻，水煎服。消暑丸，以半夏、茯苓、甘草，醋并姜汁调和，半夏煮糊为丸。本方以燥湿化痰药为主，而清解暑热之力不足，故主治暑热生痰的头晕、脘痞证。另有来复丹，治疗中暑昏迷，霍乱吐泻。药用硫黄补火助阳，硝石降火通肠，元精石引火归原，五灵脂活血止痛，陈橘皮、青橘皮行气通滞。诸药并用，有阴阳互济之效。

4. 七情眩晕

七情郁滞，气机不畅，化痰生饮，随气上厥，发为眩晕。故杨士瀛以十四友丸夹和安肾丸，乳香泡汤，七气汤调服，治疗七情相干，眩晕欲倒。其中，十四友丸主治心血俱虚，怔忡惊悸，以柏子仁、远志、酸枣仁、紫石英、干地黄、当归、白茯苓、白茯神、人参、黄芪、阿胶、辣桂、龙齿、朱砂，炼蜜丸如梧桐子大，食后枣汤下。安肾丸主治肾气不足，膀胱虚冷，川乌、辣桂、茯苓、白术、石斛、白蒺藜、巴戟天、肉苁蓉、桃仁、萆薢、山药、补骨脂，炼蜜为丸，盐汤送服。二方补益心肾，重镇安神，以治七情乘虚作眩之证。

5. 气虚眩晕

气血亏虚，气虚则清阳不升，血虚则肝失所养，虚风内动。故杨士瀛以香橘饮治疗气虚眩晕，以白术、半夏曲、橘皮、白茯苓燥湿健脾，以木香、缩砂仁、丁香理中行气，以甘草调和诸药，锉散，姜五片同煎。本方加当归、川芎、官桂，气血双补，可治疗血虚眩晕。另以苏合香丸合震灵丹，枣汤调服，可治疗心气不敛，怔忪头晕。以黑锡丹，治脾肾俱虚，冷气刺痛，可止汗坠痰，除湿破癖，药用黑锡、硫黄、金铃子、沉香、木香、附子、胡芦巴、肉桂、茴香、补骨脂、阳起石、肉豆蔻，空心盐汤调服，具有温补脾肾、镇坠眩晕之功。

6. 瘀血眩晕

跌仆损伤，瘀血阻滞经络，气血不能上荣于头目，或瘀血停于心胸，或产妇恶露不行，血瘀气逆，上扰清窍，皆由瘀血所致眩晕。故杨士瀛用苏沈沉麝丸治之，认为以沉香、麝香、血竭、没药、辰砂、木香等，用乳香泡汤送服，可治一切血晕。芎劳汤，加细辛、石菖蒲，治疗妇人瘀血眩晕，不省人事，并佐以七气汤。

7. 风痰眩晕

杨士瀛认为，痰浊内生，虚风内动，风痰上攻，可发为眩晕。故用芷弹丸，治疗风证眩晕，以白芷为末，炼蜜丸如弹子大，荆芥煎汤嚼服，可散风祛湿止眩。用白附子丸，治疗风痰上厥的眩晕头痛证，白附子、南星、半夏、旋覆花、甘菊、天麻、川芎、橘红、僵蚕、干姜、全蝎，生姜取汁，面糊为丸，食后荆芥汤送服。该方应用全蝎、僵蚕等虫类搜风药，故祛风化痰之力较强。以人参前胡汤，治疗风痰头晕目眩。药用前胡、橘红、半夏曲、木香、枳壳、紫苏叶、赤茯苓、南星、甘草、人参，上粗末，姜七片，慢火煎服。诸药合用，具有行气祛风、燥湿化痰之效。另以真方白丸子，炙为末，以紫苏、橘皮煎汤，入生姜汁少许调服，可治疗诸风眩晕，搐掣语短，呕吐。

综上所述，杨士瀛论眩晕证治，分痰饮、寒湿、暑热、七情、气虚、瘀血、风痰等不同病因，随证治之，提示眩晕不可妄用汗下之法，宜施用升降阴阳，重镇坠行止眩之剂，发前人所未发。

六、疟疾

　　杨士瀛对疟疾的认识有独到之处，认为痰涎水饮内伏是疟疾寒热不歇的根本原因，治疗主张择时用药，逐水祛痰，重视疟后调理。

（一）寒热不歇因痰涎水饮内伏

　　疟疾，是由感受疟邪及瘴毒引起的疾病，以毛孔粟立，寒战鼓颔，寒罢一身壮热，体若燔炭，头痛，烦渴，汗出，汗出后热退身凉为主要临床表现。本病的寒热往来呈规律性反复发作，可一日一发，或间日一发，或三日一发。"疟"字最早见于殷墟甲骨文，而在《内经》中列有"疟论"及"刺疟论"，论述了疟疾的病因病机、症状表现及临床治疗等，可见疟疾作为传染性病证已引起历代医家的关注，并积累了较为系统的诊断及防治经验。

　　疟疾的病因，主要为疟邪及瘴毒。也有医家对疟疾病因有特殊认识，如认为风寒暑湿、痰食内停、起居不慎等均可引发疟疾，但彼此并不矛盾，疟邪及瘴毒亦为外感邪气，可夹杂风寒暑湿等六淫邪气侵袭人体致病，加之劳逸失节，饮食不当，起居失宜，损伤机体正气，正邪交感，内外相因，促发疟疾，并表现出不同的证候类型。疟疾主要以"始而呵欠，继而足冷，面色青黄，身体拘急，寒栗鼓颔，腰脊俱疼，寒去未几，内外皆热，头痛而渴，但欲饮冷，呕恶妨满而不嗜食者"（《仁斋直指方论·痎疟》）为病变演变过程，其寒热往往较重，"其寒也，汤火不能温；其热也，冰水不能寒"（《仁斋直指方论·痎疟》）。疟疾之脉，大抵尺寸俱弦，但又不可限定于弦脉，又可表现为浮数、紧实、缓涩、虚迟等脉象。其弦数者多为热，治宜寒之；弦迟者多为寒，治宜温之；脉浮兼见弦、紧、数者，为邪在卫表，可以发汗散邪。脉实兼见弦、沉、数者，为邪在里，可以攻下实邪。

杨士瀛在《仁斋直指方论》卷十二中列痎疟，专篇论述疟疾的因机证治，痎疟病名出于《素问·阴阳应象大论》："夏伤于暑，秋必痎疟。"张景岳释之曰："痎者皆也，总疟之称也。"即痎疟为疟疾病证的总称。杨士瀛论述疟疾病因时曰："风寒暑湿，邪自外来；饮食居处，邪由内作，此痎疟感受之胚胎也。"（《仁斋直指方论·痎疟》）将疟疾的病因分为内因与外因。疟疾的寒热往来是阴阳二气更相胜负的结果，"邪并于阴则寒，邪并于阳则热"（《仁斋直指方论·痎疟》）。又云"因腹中停蓄黄水，惟水不行，所以寒热不歇"（《仁斋直指方论·证治提纲》），指出痰涎水饮内伏是疟疾寒热不歇的根本原因。疟疾寒热程度由阴阳二气的盛衰决定，"阴盛则寒多，阳盛则热炽"（《仁斋直指方论·痎疟》）。又曰"惟瘀血，所以增寒热"（《仁斋直指方论·证治提纲》），即瘀血影响疟疾寒热轻重。疟疾的发作与卫气密切相关，卫气与邪气交争则疟疾发作，卫气与邪气相离则汗出热解而病休。杨士瀛认为，疟疾的发作频率与卫气昼夜运行规律相关，由于卫气昼行于阳，夜行于阴，"得阳而外出，故发于日间；得阴而内搏，故发于暮夜"（《仁斋直指方论·痎疟》）。若疟邪内伏于五脏及募原，则由于"其道远，其行迟"（《仁斋直指方论·痎疟》），与卫气交争滞后，故有间日一发，或三四日一发。

（二）主张择时用药，重视疟后调理

杨士瀛认为，疟疾寒热不歇的根本原因是痰涎水饮内伏，据此，治疗疟疾主张择时用药，逐水祛痰，并十分重视疟后调理。

1. 择时用药

疟疾的发病时间呈现一定的规律性，体现了机体抗邪外出的正邪相争过程。杨士瀛认为疟疾初得之，病势汹涌，当伺病情稳定之机，待邪气稍衰时，方可图治，不可先投药以耗正气，"否则药病交争，转为深害"《仁斋直指方论·证治提纲》）。而投药之时，当于疟疾发病前两小时为宜，或于发作日凌晨服药。因此，遵循疟疾发病时间用药，可以避免耗伤正气，

更有利于祛除疟邪。

2. 祛痰化瘀

杨士瀛认为,以常山祛痰截疟虽为治疗疟疾的常法,但不配伍活血化瘀之剂,不能获取十分疗效。当以常山、草果、槟榔、青皮、乌梅、甘草等药,加五灵脂、桃仁等行血之品,入生姜、浓蜜同煎。

3. 发疟呕吐勿用常山

杨士瀛认为,常山本为涌吐痰涎、逐水利饮之品,易伤伐胃气。若脏腑久虚,兼有呕吐的疟疾,不可再以常山截疟,可用茯苓二陈汤加人参、缩砂,倍用白豆蔻。因白豆蔻流行三焦,具有消磨之功,营卫运转,则寒热自平。或以生萝卜、生姜各研自然汁半盏,入蜜三四匙、乌梅两个同煎,吞局方雄黄丸三四粒,候其利下恶血、痰水,即以人参、川芎、茯苓、半夏、缩砂、甘草调之,万一呕不止而热不退,用真料小柴胡汤多加生姜主治。其或呕吐大作而又发热,且先与治疟生熟饮,呕定,以小柴胡汤继之。

4. 吐汗下法治疟

杨士瀛阐释常山治疗疟疾机理时指出,疟病由痰水引起,治疗自当逐水祛痰为主,故吐下法为治疗疟疾之常用法则。但应辨识所感受风寒暑湿之邪,分别采用汗、下、吐、温等治法。采用下法而攻下未尽,腹中余痛,或大便泄下后不复再泄,点滴而出,应再以下法攻涤余邪,可用大黄佐以常山。当用汗法而汗出不尽者,仅头汗至胸,而手足无汗,应再以汗法令周身汗出,可佐以青皮、紫苏。采用吐法治疗疟疾,应尽其水饮,而涌吐截疟之药,又不可无常山。

5. 疟后调理

杨士瀛认为,疟病连绵,病瘥以后,如遇饮食失节,或恚怒伤中,或感受风邪,可以引起疾病复发,需谨慎调摄护理疟病初愈者。热多者,二陈汤加青皮、草果,燥湿行气健脾,坚守胃气。二药并用生姜、乌梅、蜜水同煎，空心进剂。可用巴豆丸子药疏利大便，以泄余毒。若服巴豆过多，以致腹痛，可用生姜、甘草煎汤，解其药毒。

6. 疟证寒热有根

杨士瀛认为，经久不愈的疟疾是"有根在也"（《仁斋直指方论·证治提纲》），其根为饮、水、败血、癥癖。其中，癖为疟母之根，败血为暑毒之根，水饮为寒热之根，其脉象分别为结脉、脉虚、脉沉结。夹水饮者，治以逐水消饮。结癖者胁必痛，治以攻癖。败血、暑毒者，采用疏导通利之法而随证治之。

7. 常山治疟须佐大黄

杨士瀛认为痰涎、黄水内停是疟疾寒热不休的原因，而常山为祛痰截疟之主药，其味苦辛，性寒，为有毒之品，能吐能利。但若遇纯热发疟或蕴热内实，以常山通利大便，须佐以苦寒沉降之大黄，大泄数次，方可获愈。此为热实之证，不可用巴豆丸子泄下，巴豆虽专于攻积，但其性热，不宜用于荡涤邪热之证。

（三）详分十疟，辨治精详

杨士瀛对疟疾的证治，根据发病原因和临床表现不同，将其分为风疟、温疟、寒疟、暑疟、湿疟、牝疟、食疟、瘴疟、劳疟、疟母 10 种情况进行辨治。

1. 风疟

风疟，由感受风邪引起，因风为阳邪，其寒热往来表现为先热后寒，尚可见恶风、自汗、烦躁、头痛等风邪犯卫症状。杨士瀛治以川芎、白芷、青皮、紫苏、细辛、槟榔等药解散风邪。以麻黄白术汤治疗感风发疟，药用麻黄、官桂、青皮、陈皮、川芎、白芷、半夏曲、紫苏、茯苓、白术、桔梗、甘草、细辛、槟榔，上锉散。每服三钱，姜四片，枣二枚，空心煎服。

2. 温疟

杨士瀛认为，温疟症状与风疟大略相同，寒热往来也是先热后寒。热多寒少者，用小柴胡汤。热少寒多者，小柴胡汤加肉桂。亦可用解毒雄黄丸，攻下积热，药用雄黄、郁金、巴豆，醋煮面糊为丸，热茶清调送服。

3. 寒疟

杨士瀛认为，寒疟由感受寒邪引起，因寒为阴邪，表现为先寒后热，尚可见无汗、恶寒、挛痛、面惨等表现。多寒，以二陈汤加青皮、良姜，多用姜同煎，清晨吞神保丸五粒，则寒热自解。亦可用生料五积散、增桂养胃汤，或高良姜、干姜、官桂、草果等药温散寒邪，甚者可用姜附汤、附子理中汤等温阳散寒。

4. 暑疟

杨士瀛将暑疟又称为瘅疟，认为暑疟纯热，由感受暑热引起，此时阴气衰微，阳气独胜，但热不寒，烦渴，呕吐，肌肉消铄。治疗以香薷散，药用香薷、厚朴、扁豆，锉散，加青皮、北大黄、两个乌梅同煎，清晨温服。或以小柴胡汤，清解暑热。另有五物香薷汤、香薷缩脾饮、常山饮、七宝锉散等并治伤暑疟疾，可辨证选用。

5. 湿疟

杨士瀛认为，湿疟因冒雨受湿，汗出澡浴引起，表现为身重痛、肢节烦疼、呕逆、胀满。以五苓散，治疗伤湿发疟，小便不利。以加剂除湿汤，治疗气虚伤湿，身重腰疼，四肢微冷，呕逆、溏泄。药用苍术、白术、甘草、干姜、茯苓、橘红、辣桂、厚朴、姜枣煎服，可淡渗祛湿。用术附汤治疗伤湿，大小便自利证，药用白术、甘草、附子，姜七片，水煎服，食前温服，具燥湿散寒之功。

6. 牝疟

杨士瀛认为，牝疟为久受寒湿，阴盛阳虚，阳不制阴，故寒多热少。以柴胡桂姜汤，治疗牝疟但寒，或寒多微热之证，药用柴胡、辣桂、栝楼根、干姜、甘草、牡蛎、黄芩、半夏曲，锉散，姜枣煎服。

7. 食疟

食疟，又名胃疟，杨士瀛认为由饮食不节，饥饱无常所致，表现为饥不能食，食则中满，呕逆，腹痛。以二陈汤煎服，寒多加草果，热多加前胡，可随证加用青皮、陈皮、草果、半夏、缩砂仁、白豆蔻等药。以四兽汤，治疗食疟、诸疟，药用半夏、人参、茯苓、白术、橘红、草果、生姜、乌梅、大枣、甘草，和胃消痰。以红丸子，治疗食疟，食积气滞腹胀，药用京三棱、蓬莪术、青皮、陈皮、干姜，米醋煮，米粉糊丸。

8. 瘴疟

瘴疟，由感受岚瘴蒸毒之气引起，病欲发作时，表现为迷困、烦躁、狂忘、喑哑不能言。杨士瀛以小柴胡汤加大黄、治瘴木香丸、观音丸等凉膈通肠。其中观音丸，药用半夏、乌梅、母丁香、巴豆，可攻下暑毒。治瘴木香丸，药用牵牛、槟榔、陈橘红、青木香、人参、附子、厚朴、官桂、京三棱、羌活、独活、干姜、甘草、川芎、大黄、芍药、肉豆蔻等，研末炼蜜为丸，橘皮煎汤送服，并以大便通利为度。另有地龙饮，单用生地龙三条，入姜汁、薄荷汁、生蜜，治疗瘴疟、诸疟大热烦躁之证。

9. 劳疟

劳疟，为疟病经久不愈，表里俱虚，真元未复，遇劳复发，杨士瀛认为当以川芎、当归、官桂、芍药等调养气血。以芎归鳖甲散，治疗劳疟寒热，药用当归、川芎、芍药、青皮、陈皮、茯苓、半夏、鳖甲，锉散，伍以姜、枣、乌梅，水煎服，热多加柴胡，寒多加草果。以五劳丸治疗劳疟及瘴疟病久，用常山、桃仁、辣桂、淡豆豉、乌梅，炼蜜为丸，温酒送服。

10. 疟母

疟母，为疟疾日久，经汗吐下后，营卫气血亏虚，疟邪伏藏于胁间，结为癥癖。治以乌头七枣汤，先扶助正气，继以经效疟丹或消癖丸下之。经效疟丹，治疗疟母结癖，寒热不止，药用阿魏研散，雄黄、朱砂研末，稀面糊丸，人参煎汤送服。消癖丸，以芫花、朱砂等份为末，浓煎枣汤送服，治疗疟母结癖兼停水，腹胁坚痛，并须用大戟等破水之剂，下后服用养胃汤，补养胃气。

综上所述，杨士瀛对疟疾的证治，将其分为风疟、温疟、寒疟、暑疟、湿疟、牝疟、食疟、瘴疟、劳疟、疟母10种情况辨治，主张择时用药，逐水祛痰，重视疟后调理等，对后世颇具指导意义。

七、痢疾

杨士瀛对痢疾的辨识，重辨五色及寒热，其治疗痢疾章法严谨，攻积与行滞并举，药食并济，并重视调摄护理。

（一）重辨五色及寒热

痢疾，是以大便次数增多、腹痛、里急后重、便下赤白脓血为主症的疾病，由湿热或疫毒侵袭、七情内伤、秽浊积滞、肠道传导失司所致。本病为夏秋季常见病及多发病。

张仲景尚未将痢疾与泄泻区别对待，而以"下利"统称。至晋·葛洪始以"痢"命名本病，而杨士瀛则分立"泄泻"及"泻痢"论治，已深刻认识到泄泻与痢疾病证的区别，但从"泻痢"之名可以看出，痢疾仍以大便泄下为主要临床表现，均可由外邪、时邪及内伤饮食引起，病位均涉及肠腑，只是泻轻痢重，故两者关系密切。

痢疾的病因，主要为外感湿热或疫毒之邪，加之饮食不节，七情内伤，脾胃虚弱，外感时邪阻滞肠腑，气血壅滞，肠膜血络损伤，腐化为脓血，大肠传化失职，故产生腹痛及便下脓血等。杨士瀛则认为，"痢出于积滞。积，物积也；滞，气滞也。物积欲出，气滞而不与之出，所以下坠里急，乍起乍止，日夜凡百余度"（《仁斋直指方论·证治提纲》）。饮食及秽浊之物阻滞，气机不利，有形实邪与无形气滞壅于肠道，气迫于下，故肛门下坠，里急后重，大便起止，日夜不休。

杨士瀛对痢疾的诊察，重视辨五色及寒热，通过望下痢物之赤白黄黑色，来判定痢疾的寒、热、毒、瘀等病因。如热乘于血，血渗于肠外，则下痢色赤。若兼夹风邪，风热相煽，则下痢赤黄。若冷凝津液，搏结于肠间，则下痢色白。若并受寒邪，则下痢色白而黑。若冷热相加，则下痢赤白相兼。轻者，下痢色白如涕，兼有赤缕；重者，下痢色如脓涕，而血混杂其间。若内夹风邪，则下痢清血。若湿毒客于肠胃，或有瘀血，则下痢如豆汁。痢疾之寒热，虽可以手足寒为冷、手足温为热为辨识要点，但也要结合痢下物颜色，综合判定痢疾病证寒热性质。外感及内伤泻痢，以感受风寒暑湿之邪，为外之所因；以酒食积滞、房事不节，耗伤精血，为内之所因。在明确泻痢病证内外所因后，方能权衡病位深浅、用药轻重。

（二）治疗章法严谨，药食并济

杨士瀛治疗痢疾，章法严谨，攻积与行滞并举，药食并济，重视调摄护理。

1. 攻积与行滞并举

杨士瀛认为痢疾为积滞所致，故其治疗以攻逐食积秽浊、行气破气为主。"物积，用巴豆、大黄辈；气滞，用枳壳、桔梗、青皮、莪术辈"（《仁斋直指方论·证治提纲》）。又由于痢疾"多因伤暑、伏热、酒面、炙煿酝酿而成"（《仁斋直指方论·证治提纲》），可佐以黄连阿胶丸，药用黄连三两，赤茯苓二两，阿胶一两，制丸如梧桐子大，每三十丸，食后米饮送服。其中，阿胶为大肠之要药，能疏导留滞之热毒，滋养已伤之阴血。若无丸剂，也可以黄连、赤茯苓、炒阿胶、当归、青皮、乌梅、浓蜜同煎，亦能收荡涤积滞秽浊之效。再以木香、茯苓、缩砂、白豆蔻、陈皮、甘草，调理脾胃，使饮食入胃，糟粕传入大肠，以复大肠传化之职，最后以真人养脏汤、易简断下汤，温肾补脾，涩肠止痢，以善其后。杨士瀛采用攻积与行滞法治疗痢疾病证，分清标本缓急，治疗先后有序。

噤口痢，多由湿热疫毒蕴结肠道，上攻于胃，胃气失于和降而上逆，或痢病日久脾胃虚弱，胃气上逆所致，呕吐不食，兼见下痢表现。噤口痢病情较重，若调治不当，可转为阴虚痢、虚寒痢、厥逆等病证，甚或导致胃气衰败，病情危笃。杨士瀛认为，噤口痢虽可由脾虚引起，但这种下痢或呕吐引起的不能食，也可因热邪郁闭心胸气机所致；若用木香行气，恐其性温不利于清热，以山药补脾，恐其性涩不利于开闭，故用真料参苓白术散加石菖蒲末，以粳米饮乘热调下，或用人参、茯苓、石莲子肉，入菖蒲，使心胸气运通畅，脾胃健运，则自思饮食。李时珍认为，此方中菖蒲一味是关键药物，将上述内容载入"菖蒲"之下，并十分欣赏此噤口痢治法。

2. 药食并济，重调摄护理

杨士瀛在治疗痢疾病证时，以药物及食物配用，既方便制备及服用，又可获取良好疗效。如创制简径治痢法，以萝卜截碎，研细，滤清汁一小盏，蜜、水各半，一盏，同煎。早、午食前服，日晡以米饮下黄连阿胶丸百粒。无萝卜，萝卜子代之，可治疗诸热痢、血痢及痢后大肠里痛。又以白梅、好茶、蜜水各半煎服，治疗热痢。以生姜汁、蜜水各半煎服，仍兼木香、生肉豆蔻为佐，治疗冷痢。此外，杨士瀛还推崇姜茶治痢法治疗赤白冷热痢疾，药用生姜及茶叶等份。其中，生姜能助阳，具有温中助阳散寒之效；茶叶助阴，合而调和阴阳。且二者又具消散之功，姜茶性味平和，可解暑热及酒食之毒。由于苏东坡曾以姜茶医治文潞公[①]痢疾，故姜茶又有"东坡茶"之名。

---

① 文潞公，即文彦博（1006-1097），北宋著名政治家，书法家，被誉为介休三贤之一，曾被封为潞国公。

泻痢病证本为胃肠虚弱，兼感受内外之邪所致，故杨士瀛强调病人需衣着周密，不可感受风冷，以免加重病情，或不利于病证好转。对于热痢调摄，虽已疏通涤荡肠胃邪气，但仍里急后重、腹痛不减者，此时，非由热邪及积滞未尽引起，乃因营血亏少，阴不制阳，阳刚胜阴所致，用药当佐以川芎，调畅营血，则腹痛立止。

（三）重调胃气，慎用补涩

杨士瀛在《仁斋直指方论·泻痢》中，载泻痢证治方剂32首，又附诸方20首及针灸法。杨士瀛治疗痢疾，选方用药章法严谨，配伍精当；治疗过程中，注重调护胃气，使治疗不致偏颇。如治疗由外感风寒引起的壮热下痢，以败毒散外散风寒之邪，佐以陈米饮调服五苓散，淡渗利湿，健脾和胃。外感风寒引起的冷痢，可用不换金正气散，或治要除湿汤加官桂、木香，以温阳散寒，行气祛湿。湿盛下痢，以五苓散，利水渗湿，利小便实大便。寒湿下痢，可用理中丸、艾姜丸。伤暑下痢，可用香薷锉散、五物香薷汤、六和汤治疗，并配以五苓散祛湿止痢。食积下痢，可用三棱散、感应丸，并五苓散送服。可见杨士瀛治疗诸痢疾病证，除辨证审因施治外，还多加用五苓散，以治水湿壅盛之标实。在痢疾证治用药中，寒痢多用肉桂、干姜等温阳散寒之品，热痢多用黄连、柏皮等清热祛湿之品，食积痢多用三棱等破气消积之品，噤口痢多选用石莲肉等清心开胃之品，虚痢多用人参、茯苓、白术、白豆蔻等温补燥湿之品，久痢多用赤石脂、禹余粮等涩肠固脱之品。

杨士瀛治疗痢疾，主张慎用补涩之剂，在论述泻痢证治时指出，"究其受病之源，决之对病之剂，大要以散风邪、行滞气、开胃脘为先"（《仁斋直指方论·泻痢》），强调审病察因，辨证施治。但不可骤用肉豆蔻、诃子、白术等温补之剂，以防补敛寒邪；也不可遽投罂粟壳、龙骨、牡蛎等固涩之剂，以免闭涩肠胃，使邪气得补而愈盛，加重痢疾发作次数及腹痛、里急后重程度。然而罂粟壳本为治痢之要药，若下痢日久，腹中无痛，当用固涩肠胃之法，又不可惧其敛涩而不施。

综上所述，杨士瀛对痢疾的证治，重视辨五色及寒热、攻积行气、药食并济、清热开胸行气、慎用补涩，以及调摄护理。临证处方用药章法严谨，配伍精当，治疗过程中，注重调护胃气，除辨证审因施治外，还多加用五苓散以治水湿壅盛之标实，用药颇有特色，对后世有一定指导意义。

八、消渴

杨士瀛对消渴有独到的认识，认为肺、心、脾、胃、肾、膀胱等功能失调，均与消渴的形成有关，尤其重视肾水、真气在消渴发病中的作用，提出了消渴可因虫耗津液引起的独特观点，认为上消病证为轻，中消病证较重，而下消病证更为严重。

（一）三消病证有轻重

消渴，由素体禀赋不足，加之饮食失节，情志不畅，劳欲过度，致使肺、脾胃、肾功能失调所致，以阴虚燥热为主要病机；日久则气阴两虚、阴阳俱虚，病变过程伴有血瘀表现，以多饮、多食、多尿、形体消瘦等"三多一少"为主要症状。

《内经》有消瘅、消渴、肺消、消中、膈消等名称，已对三消病证分类有了一定认识。至宋代《太平圣惠方》则明确提出了"消渴""消中""消肾"等"三消"之名；金元时期的刘完素、张从正等倡导三消燥热学说，消渴病机及治法理论经历代医家的不断补充和发展，其证治内容已十分丰富。

杨士瀛对消渴病机见解独到，认为肾为主水之脏，膀胱为州都之腑，肺为水之上源，均参与了机体水液输布及代谢，水之本在肾，水之末在肺；若"真水不竭，安有所谓渴哉"（《仁斋直指方论·消渴》）；若肾水不济，恣情纵欲，酒食不节，嗜食炙煿肥甘之物，过服丹砂五石等温燥毒石，致使脏腑内生火热，上炎熏灼，津液干焦，燥气内炽，故渴饮水浆以自救，且不能自禁。消渴之证固为心火上炎，肾水下泄，故小便频多，津液干涸，饮食皆从小便而出，是水火不相交济使然，但也与脾土不能制约肾水，而心肾又取气于胃相关。另外，杨士瀛认为，消渴可因虫耗津液引起，是其对消渴病因的独特认识，并援引《夷坚志》煞虫方，以治消渴有虫证。消渴病小便颜色及性质各有不同，或油腻，或赤黄，或泔白。而消渴病的口渴与小便异常也可表现为多种形式，或口渴而小便利，或口渴而小便不利，或口不渴而小便利，但饮食之精微皆从小便而出。

消渴病可有诸多变证，如过服五石不仅引起消肾，也可因肾之真气耗竭，石气独留，使阳道兴强，变为强中，说明消渴病后期，可以出现早泄、滑精等性功能障碍。若消渴小便不利，水气浸渍，溢于肌肤，发为肿满。若燥火留于肌肉，则变生痈疽。

消渴发病与肺、脾胃、肾脏损伤及功能失调有关，而三者又分居于人体的上中下三焦，故杨士瀛以脏腑、三焦、症状来命名及分类消渴病证，即分为消渴、消中、消肾。①消渴：由"热气上腾，心虚受之，心火散漫，不能收敛"所致（《仁斋直指方论·消渴》），以渴欲饮水，其量超常，小便数少，胸中烦躁，舌赤唇红为主要表现。因病属上焦，故为消渴。②消中：由"热蓄于中，脾虚受之，伏阳蒸胃"（《仁斋直指方论·消渴》）所致，以消谷善饥，饮食倍常，其人消瘦，口渴不甚，但喜饮冷，小便甜数为主要表现。因病属中焦，故为消中。③消肾：由"热伏于下，肾虚受之"（《仁斋直指方论·消渴》）所致，以腿膝枯瘦，骨节酸痛，口渴饮水，其量不多，随即溺下，小便多浊为主要表现。因病属下焦，故为消肾。对于三消病证病情轻重，杨士瀛十分重视"肾水""真气"在消渴发病中的重要作用，认为上消病证为轻，中消病证较重，而下消病证更为严重。

（二）三消并治与分治

杨士瀛对消渴病的治疗，既有三消并治，又有三消分治，论述精详。

1. 三消并治

杨士瀛拟菟蒐丹、生地黄膏、黄芪汤、猪肚丸、川黄连丸、卫生天花丸等方，通治三消病证。其中，菟蒐丹由菟丝子、北五味子、白茯苓、石莲肉、山药组成，为末糊丸如梧桐子大，每服五十丸，食前米汤送服。本方并补肺脾肾气阴，故可用于三消病证，亦治消渴之白浊。生地黄膏由生地黄、冬蜜、人参、白茯苓制成，消渴证通用，以补益脾肾气阴为主。黄芪汤药用黄芪、茯神、栝楼根、麦冬各一两，北五味子、甘草各半两，干地黄一两半，锉细，新水煎服，每服四钱。本方以调补心肺肾气阴为主。

杨士瀛认为心肾水火不交之消渴，也与脾胃失于健运，脾土不制肾水有关，故治疗当服真料参苓白术散，以补养脾胃，则津液自生。兼用粳米煮粥，膂肉碎细，入盐醋油酒，葱椒茴香调和，粥熟而入，以此养肾，则肾水得司。又用黄连湿锉，入雄猪肚中密扎，于斗米上蒸烂，臼中杵黏，丸如梧桐子大。每服百粒，食后米饮送服，心、脾胃、肾并调，可收交通心肾、清心止渴之效。对心火上炎，肾水下泄，心肾不交的消渴证，可采用降心汤治疗，药用人参、远志、当归、川芎、熟地黄、白茯苓、黄芪、五味子、甘草各半两，天花粉一两，锉细，每三钱，枣煎，食前服，以补养气血，清心滋肾。

2. 三消分治

（1）上消证治

杨士瀛认为，肺为水之上源，主通调水道，敷布津液，燥热伤肺，则水液不布，直趋下行，随小便排出体外，故有小便频数、口渴多饮之症，治疗以润肺滋肾、清热生津为主，以天花散、天花粉丸、玉壶丸治之。天花散，药用天花粉、干地黄、干葛、麦冬、北五味子、甘草，上粗末，每服三钱，粳米百粒，同煎服。全方肺肾并补，滋阴清热。天花粉丸，以天花粉、黄连、茯苓、当归，炼蜜丸桐子大，茅根煎汤下，该方以苦寒之黄连，配以清热生津之天花粉，其清热生津之力较强，以当归补血活血，茯苓健脾利湿，以茅根煎汤送服，增其清热利尿之功，治疗消渴饮水多、身体瘦。玉壶丸用人参、栝楼根等份，炼蜜丸桐子大，麦冬煎汤下，具有益气生津、清热润肺功效，治疗消渴引饮无度。

（2）中消证治

脾为后天之本，主运化，胃为水谷之海，主受纳腐熟水谷，脾为胃行其津液，脾阴不足，胃火旺盛，则口渴多饮，消谷善饥。杨士瀛认为脾胃燥热，纳运失常，则水谷精微不能转输，下流随小便而出，故小便味甘。水谷精微不能充养肌肉，则形体日渐消瘦，故治疗以健脾益气、生津止渴为主。以钱氏白术散治消谷善饥。药用人参、白术、白茯苓、甘草、藿香叶、白干葛、木香、北五味子、柴胡、枳壳，具有健脾益气、清热生津之效。以茯神丸治烦渴消谷，小便数。用人参、茯神、干地黄、黄连、麦冬、枳壳、牡蛎、石莲肉、黄芪、知母、栝楼根，炼蜜为丸，清粥饮下。

（3）下消证治

肾为先天之本，寓元阴元阳，肾水亏虚，阴火内生，上灼心肺则烦渴多饮，中燔脾胃则消谷善饥，肾虚不固则小便频数。因此，杨士瀛认为肾与消渴的三消证发病关系密切。杨士瀛以辰砂妙香散治消渴证的小便涩数淋沥，兼有油浊，用辰砂、茯苓、茯神、山药、远志、黄芪、人参、甘草、桔梗、木香、麝香，用灯心草、茯苓煎汤下。本方原治饮酒行事，酒热瘀于心经的黄疸证，用其治疗消渴是取其清心安神、调肺补脾之功。以瓜连丸治疗消渴骨蒸虚热，黄连净锉，冬瓜汁浸一宿，晒干，凡七次，上末，冬瓜汁丸桐子大。每三四十丸，米饮下。《名医别录·上品》谓冬瓜："味甘，微寒。主除小腹水胀，利小便，止渴。"而黄连微寒，无毒，可止消渴。二药清解骨蒸劳热之力温和。小菟丝子丸，治消肾，以天花粉、北五味子煎汤下。枸杞子丸，治消肾，久渴困乏，小便滑数，食前粥饮下。八味丸，去附子，加北五味子，治消肾，补虚止渴。平补丸，治消肾不渴，肌肉瘦削，小便涩数而沥，如欲渗之状。药用菟丝子、山茱萸、当归、益智仁、川楝肉、牛膝、胡芦巴、杜仲、巴戟天、苁蓉、乳香各二钱，上末，糯米糊丸桐子大，枣汤或盐汤食前服，具温肾滋阴补肾之功，可平补肝肾阴阳。双补丸，治肾虚水涸，燥渴劳倦。鹿角胶、沉香、泽泻、覆盆了、白茯苓、人参、宣木瓜、薏苡仁、黄芪、熟地黄、苁蓉、菟丝子、五味子、石斛、当归、麝香，炼蜜丸桐子大，朱砂衣，空心枣汤下，可补益脾肾，滋阴温阳。

（三）用药讲究归经，重护脾胃生气

杨士瀛论治消渴病，药性平和而无偏虞，讲究引药归经，增强药效，注重固护脾胃生气，并创制了一系列简易药方，对现代临床颇有启迪。

1.药性平和而无偏虞

杨士瀛治疗三消证，常选用人参、茯苓、黄连、天花粉、菟丝子、五味子等滋肾润肺健脾、益气养阴清热之品。纵观诸药药性，平和而无偏虞之弊，用于消渴气阴两虚之证，不致药过而变生他证。

2.慎用攻热之剂，注重固护脾胃生气

杨士瀛认为，消渴病阴虚为本、燥热为标，故其热为阴不制阳，虚阳上炎之热，不可见其渴欲饮水，烦躁，舌红唇赤，辨为实热之证，而采用苦寒攻热之剂。因苦寒易伤阳气，热退则寒起，得不偿失。在治消渴方剂服法上，为了固护人体脾胃生生之气，多选用米汤或清粥送服，并注重食前、食后服药时机。如茯菟丹，食前米汤送服；天花散，以粳米百粒，同煎服；茯神丸，以清粥饮下；瓜连丸，以米饮下；枸杞子丸，食前粥饮下；猪肚丸，或粥饮下。

3.引药归经，增强药效

为了增强诸药清热益气之力，引诸药归病变脏腑之经，杨士瀛常选用

茯苓、五味子、麦冬、白茅根等药煎汤送服。如辰砂妙香散，以灯心草、茯苓煎汤下；小菟丝子丸，以天花粉、北五味子煎汤下；平补丸，枣汤或盐汤食前服。降心汤，枣煎，食前服；卫生天花丸，麦门冬汤下；天花粉丸，茅根煎汤下。

4. 方简频服止口渴

为治疗消渴之时时渴欲饮水，杨士瀛创制了一系列简易药方，以方便时时服用，如桑椹方，取熟桑椹，尽意食之；生牛乳细呷；生萝卜汁，时饮少许；蜡苓丸，不饥饱细嚼下；菟丝汤，汤任意饮之。

综上所述，杨士瀛对消渴病的证治，既有三消并治之方，又有三消分治之随证施治，用药主张平和而无偏虞，注重固护脾胃生气等，对后世诊治消渴颇具指导价值。

九、诸痛

疼痛为常见症状，可出现于临床多系统疾病中，既可作为主症，也可作为次症，《仁斋直指方论》的疼痛证治内容丰富，主要涉及心痛、脾痛、身痛、腰痛。

（一）心痛有正经与别脉之分

胸痹多发心痛，心痛有广义及狭义之分，狭义心痛即为心之本脏疼痛，广义心痛有九种心痛分类，即"一虫、二疰、三风、四悸、五食、六饮、七冷、八热、九去来者，皆是也"（《仁斋直指方论·心气》）。其涵盖范围广泛，如心包络与胃口相应，所以脾胃痛常表现为心下急痛。

杨士瀛辨治心痛，证分"心之正经"与"心之别脉"痛。由于心为君主之官，为五脏六腑之大主，心之正经为风寒、气血、痰水所犯，则心痛掣背，胸烦胁胀，咽干，两目黄赤，手足青至节，朝发夕死，发为真心痛之危重证候。而阳虚阴盛，或他脏邪气乘于心，可导致心之别脉受邪，而发为心痛。

杨士瀛治疗真心痛以"热者凉之，寒者温之，感受风邪者散之，顺气调血，逐水豁痰，此其要略耳"（《仁斋直指方论·心气》），并引用《苏沈良方》"治一切气痛不可忍"的沉麝丸，药用沉香、麝香、血竭、没药、辰砂、木香等，治疗每获良效。另外，于临证治疗时，杨氏多选用延胡索、五灵脂、官桂、当归、乳香、没药、沉香、木香等药，以行气活血、通络止痛，并应细察诸药之微，灵活应变。用酒剂治疗心痛，不仅可以增强活血通络之效，且服用方便，如以灵脂酒治心腹猝痛，川五灵脂为末，温酒调服，药简力专。

（二）脾痛有气血痰水之别

杨士瀛所言的脾痛，当指胃痛而言，认为气、血、痰、水皆能引起脾痛，然而脾主运化水谷，为后天之本，而食积、风冷、虫动导致脾痛，最为多见。由气、血、痰、水、食、风冷引起的脾痛，因邪聚而不散，故疼痛部位及发作时间较为固定，唯有虫痛，疼痛乍作乍止，来去不定，且有呕吐清沫的特异性表现。杨士瀛纠正世医以"脾家疼痛出于胃虚，大率用养脾之剂"（《仁斋直指方论·脾胃》）的错误观点，认为若不清楚脾痛的受病之源，而采用养脾和胃之剂，无异于掩护邪气，有害而无益。对于醉饱露卧，风冷入脾，攻刺疼痛，百药不效之证，以温酒调服和剂局方抽刀散，药用川白姜、石菖蒲、良姜、糯米；先以高良姜、石菖蒲温散胃邪，巴豆、斑蝥炒后，弃之不用，既不至伤伐胃气，又可借巴豆、斑蝥药力，攻逐风冷邪根。待痛止后，以温阳脾胃之剂调治，是攻邪不忘扶正，正邪兼顾之举。而其认为攻邪与扶正先后关系，譬如"疗病如濯衣，必去其垢污，而后可以加浆饰"，十分形象而精当（《仁斋直指方论·脾胃》）。

《仁斋直指方论·脾胃》中"脾疼证治"载方20首，如良姜拈痛散、秽迹脾疼方、独桂汤、姜桂饮、姜桂散、脾痛气痛方等，诸方多用干姜、高良姜、辣桂、香附、石菖蒲、槟榔、草果、豆蔻、砂仁等辛温散寒燥湿之品，恰合风冷伤脾之病机。

（三）身痛有风湿痰血之辨

杨士瀛论治身痛，涉及四肢百骸、肌肉、皮肤、关节、脉络等部位，风、湿、痰、血等皆能作痛。分而论之，风证身痛，为走注痛；湿证身痛，为重着痛；血证身痛，为刺痛；痰证身痛，可见眩晕、咳喘之症。针对上述病因，采取祛风除湿、行血豁痰治法，可旦暮取效。对于项肿臂痛病证，常发于嗜酒之人，病由上焦热盛，不得清利消解，酝酿日久，煎熬津液，化生痰涎、水饮，流注于项臂，发为痛证。杨士瀛明确认识到"曰痰、曰涎、曰饮，又有理一分殊之别"（《仁斋直指方论·身体》）：痰伏于包络，随气上客于肺，常因咳嗽而发动；涎聚于脾元，随气上溢于口，从口角流出而不能禁；饮生于胃，胃失和降而上逆，发为呕吐。

杨士瀛阐述骨痛病机时曰："盖骨为髓之脏，髓者，饮食五味之实秀也。髓虚则骨虚，势所必至矣。"（《仁斋直指方论·身体》）他认识到骨痛为劳损至极，髓海空虚所致，此时邪入于骨，非药物所能救之。因此，身痛与骨痛的病因病机及症状表现显著不同，若不明辨区分治疗，往往差之毫厘，谬以千里。

《仁斋直指方论·身体》在"身疼证治"中载方19首，有治疗风淫、湿滞、血瘀、痰攻等实证身痛方剂，如身痛通用的人参顺气散，风淫身痛的左经丸、麝香丸、增味五痹汤，伤湿身痛的加剂除湿汤、生附除湿汤、五苓散，痰证身痛的大半夏汤、天仙饮，诸风痰涎通用的白丸子，风淫血瘀身痛的舒筋散，于温中补虚、缓急止痛的黄芪建中汤加行气活血的川芎、当归用来治疗血瘀身痛，配伍用药极具特色。另外还创制了治疗劳倦身痛、髓虚腰痛等虚痛证方剂：如以沉香鳖甲散、十补汤，治疗劳倦身痛；以补髓丹补益肾元，治疗臂痛、腰痛。虚实证治理法分明，实为后世治疗身痛证之章法。

（四）腰痛多由肾虚引起

腰为肾之外候，而肾主藏精，为封藏之本，并多虚证，故腰痛多由肾虚引起。由于人体"诸经皆贯于肾而络于腰脊"（《仁斋直指方论·腰痛》），杨士瀛认为肾气虚弱，则风湿、寒热、血气、水饮、堕伤、劳损等，导致腰痛病证层出不穷。其中，汗出乘风，酿生风邪、风毒；淋雨湿卧，产生重浊肿胀之症；伤寒则腰间寒冷如水；伤热则口渴而二便不通；血瘀则身体刺痛而不能转侧；气滞则情志郁滞，腰不得舒展；积水则腰沉重而小便不利；堕坠则瘀血阻滞于腰而痛。凡上述诸证，皆可伴有腰痛，杨士瀛感叹曰："肾家之感受如此，腰安得而不为痛乎。"（《仁斋直指方论·腰痛》）此外，杨士瀛在论述肝、脾、肾生理功能与腰痛关系时说："宗筋聚于阴器，肝者，肾之同系也；五脏皆取气于谷，脾者，肾之仓廪。郁怒伤肝则诸筋纵弛，忧思伤脾则胃气不行，二者又能为腰痛之寇"（《仁斋直指方论·腰痛》）。其指明郁怒及忧思等情志变动可影响肝脾功能，进而诱发腰痛之证，是对腰痛证病因病机的丰富与发展，值得进一步研讨及发挥。

《仁斋直指方论·腰痛》"腰痛证治"载方24首，多契合腰痛病机认识，而多以乌药、附子、杜仲、独活等补肾药为基础，兼以辨证加减，攻补并施，用法独具特色。如青蛾丸治疗肾虚腰痛，以益精壮阳，服法上，以安胎饮吞，神效，或调气散食前送服。杨氏将青蛾丸与安胎饮和服通治腰痛，即是对其"男女血气则一论"的临床运用。以独活寄生汤治风邪冷湿伤肾，腰脚背痛及新产腹痛，腰脚挛疼。以人身顺气散、乌药顺气散治疗气滞腰痛，并加入五加皮、甘草，以补益脾肾；以茴香酒、乳香趁痛散治疗打坠腰痛，用温酒调服，增其活血化瘀之力；麝香鹿茸丸、八味丸治疗房劳腰痛，以十补汤和青蛾丸治疗劳力腰痛，和二方之药力，行专补之功，药效更为全面；而以调肝散治疗郁怒伤肝所致腰痛，沉香降气汤和调气散治疗忧思伤脾所致腰痛，是其辨治情志腰痛经验的体现。

综上所述，杨士瀛著作中论诸痛证治内容丰富，主要涉及心痛、脾痛、身痛、腰痛等。其辨治心痛，证分"心之正经"与"心之别脉"痛；论脾痛纠正了世医以"脾家疼痛出于胃虚，大率用养脾之剂"的错误观点，认为气、血、痰、水皆能引起脾痛；论治身痛，认为风、湿、痰、血等皆能作痛；治腰痛多以补肾药为基础，兼以辨证加减，攻补并施，用法独具特色。

十、妇科病

杨士瀛对妇女的生理特点有独到见解，提出妇女之本，不可重血而轻气，对妇科疾病的论治，既有较强的原则性，也有辨证论治的灵活性，对现代妇科临床颇具指导意义。

（一）不可重血而轻气

人以血气为本，就男女而论，则妇人以血为本，是言其血胜于气。心主血脉，血藏于肝，流注于胞宫，向上化为乳汁，向下化为月经，孕育胞胎，均与阴血的化生及运行密切相关。然血本属阴，血之所以流行通畅于经络，是阳气推动运行的结果，因此，杨氏认为妇女之本，不可举一遗一，重血而轻气。其辨治妇科诸证详于产后伤寒证治、产育生理病理特点、产后诸证论治经验等，对产前产后治疗原则的把握十分精准，这当得益于他对营卫气血理论的深刻认识及丰富的妇科临证经验。

对于妇女产育及其证治特点，杨士瀛有深刻而鲜明的理论认识及实践经验。杨士瀛认为，"产前之病，其脉贵乎实；产后之病，其脉贵乎虚"；在治疗上，"产前为之顺气安胎，产后为之扶虚消瘀"（《仁斋直指方论·妇人》）。他明确了产前与产后机体的生理病理特点，并通过脉象指导产前与产后的治疗宜忌，提纲挈领，直指产育证治要点。杨士瀛认为，气血调和是孕育胚胎的必然条件，而气血及经络失调是妇女诸疾产生的根本原因。首先，孕育胞胎须以"血气和平，阴阳调顺"（《仁斋直指方论·妇人》）为先决条件，因心为血之主，肾为精之主，精血合而化为胞胎，精胜为男，血胜为女，因此，"心肾二脉其动也应手而疾"（《仁斋直指方论·妇人》），则胞胎形成。

《素问·上古天真论》指出，女子二七岁而天癸至，任脉通，太冲之脉盛，故月候以时而行。杨士瀛指出冲任为血之海，月候为经络之余，经水来去有期，当无太过不及。若妇女血气不和，阴阳乖戾，可导致月经周期及月经量的改变，若阳胜则月经先期而至，阴胜则月经后期而至。血得热则行、得寒则凝，若阴气乘阳，血寒滞涩，则月经量少，若阳气乘阴，血热妄行，则月经量多，而月经量的过多与过少皆为病变表现。

杨士瀛认为妇女以血病最为多见，且具有夜晚病情加剧的特点，其经脉不行常由三种原因引起：一是血气壅滞，遏闭经络，可见滑实脉，治以疏通经脉。二是气血亏虚，形体憔悴，经络枯竭，可见虚弱脉，治以益气养血。三是外受风冷，七情内伤，经络痹阻，可见浮涩脉，治以解表散寒、祛瘀生热。

（二）产前顺气安胎，产后扶虚消瘀

杨士瀛归纳产育用药规律为"产前为之顺气安胎，产后为之扶虚消瘀"（《仁斋直指方论·妇人》），"安胎之剂，阿胶、缩砂、桑寄生又不可缺"，不可轻用桂枝、半夏、桃仁、大黄等堕胎及燥热之药，消瘀以川芎、蒲黄、赤芍药、生地黄为要药，不可轻进内补敛血之剂。故安胎不可不用枳壳、香附、陈皮等调气，消瘀不可不用当归、川芎、黄芪、人参等扶虚。由上可以看出，杨士瀛对于产育前后用药，既有较强的原则性，也有辨证论治的灵活性，所用诸药，药性寒热平调，攻补缓和，不偏不倚，符合产妇的体质特征。对于妇科疾病的论治，既讲原则性，也讲灵活性，尤其是对产妇伤寒、产后诸病、转胞、子烦等疾病的辨治，颇具特色。

1. 产妇伤寒

杨士瀛认为妇人以血为主，产妇伤寒病证多因伤寒邪气影响经水来去而致。若发热恶寒，经水适来，胸满谵语，为伤寒邪气结于胸胁，当针刺

期门。伤风续生寒热，发作似疟，经水适断，为血结不行，当以小柴胡汤散邪。伤寒发热，经水适来，昼醒暮谵，如见怪状，为热随血散，当不治自愈。在伤寒病证随症加减上，退热用柴胡、黄芩；解肌用紫苏、干葛；润肠用麻仁、枳壳；助阳用干姜、良姜。

2. 产后诸病

杨士瀛认为产后诸病与气血盛衰、经络通闭状态关系密切。如血少阴涸，燥热乘肺，发为咳嗽；寒滞经脉，血气相搏，发为腹痛；败血瘀结，时发寒热，则为癥瘕；风寒袭经，血化为水，溢于四肢，发为水肿；脾不制水，血与水并，肌肉浮肿，发为虚肿；冲任气虚，劳欲过度，风冷入中胞宫，秽浊与血并下，发为赤白带；寒多白带，热多赤带，寒热不调，则赤白各半。若冲任虚损，脾虚卫弱，不能固摄血海，阴血骤然而下，发为崩中；下血淋沥不尽，是谓漏下；崩中时发时止，兼有瘀血，是谓崩中漏下，并可依五脏与五色的配属关系，推断病变脏腑所在。

由于产育之后，经络损伤，耗散气血，常为血虚气弱，瘀血未尽之体，杨士瀛认为若饮食起居不当，生活调摄不慎，容易罹患他病。故妇人血气诸病，可用四物汤加炒吴茱萸，滋阴养血，温阳散寒。若难产、胎衣不下，或胎损腹中，则醋夹煎，或生料五积散加川芎、当归、缩砂仁，以水醋煎之，或局方黑神散，以乳香煎汤调服。以芎归汤佐以缩砂仁，治胎妇腹痛证。以炒阿胶及熟艾，治胎动下血证。以缩砂仁、川芎、炒阿胶等份，加生姜、乌梅、紫苏梗，治胎气咳喘证。以调气散、枳壳散等份，加缩砂仁，治胎妇恶食。以枳壳散加炒桃仁，蜜水同煎，治产后便难。以黑神散加川芎、荆芥、生姜、葱白，治产后发热。治产后瘀血疼痛，先多服黑神散，腹中无痛后，与四物汤、建中汤等，以防早用有补敛瘀血之弊。

3. 转胞

孕妇多发转胞证候，其因由忍憋小便，或喜食煎煿，饱食受热，致小肠气逆不通，水液不能进入及排出膀胱，小便数急，淋沥而出，尿时痛不可言。同时，大肠气机郁滞，产生大便里急，次数增多，似痢非痢的症状。杨士瀛治疗孕妇转胞证极具特色，既用推拿按摩快捷取效，又用大肠、小肠兼治药物逆转尿胞。如以手从胸间向下按压至脐下，借外力促使气机下行，排出小便。否则气机逆上，产生腹胀水肿之候。选用葵子散等寒凉药物，清解疏利小肠热邪，并予以通泄大肠，待腹中绞痛，大便涌下，则小便顺畅，尿胞转正向愈。

4.子烦

孕妇伤于暑热，胎气迫于上，出现咽喉窒塞，心腹胀满，小腹下坠，似痢疾发作之状，忽得气下，而后大便，此为孕妇子烦之证。杨士瀛认为，若不仔细辨识，以泻痢证论治，而使用五苓散、感应丸、香连丸、驻车丸等痢药，不是正确的治疗方法。应以小柴胡汤送服黄连阿胶丸，滋阴清热，和解气机，或用炒阿胶、净黄连各一分，枳壳、北大黄半之，乌梅、姜、蜜煎服，待大便通调，再以川芎、茯苓、缩砂仁、甘草，行气健脾，以收全效。

综上所述，杨士瀛认为，妇女之本，不可举一遗一，重血而轻气。其辨治妇科诸证详于产后伤寒证治、产育特点、产后诸证论治经验等；在治疗上，主张"产前为之顺气安胎，产后为之扶虚消瘀"；所用诸药，药性寒热平调，攻补缓和，不偏不倚，符合产妇的体质特征。

十一、小儿惊风 🕊

杨士瀛擅长儿科各种常见病的辨证论治，尤其是在小儿惊风的论治方面有独到之处，率先提出惊风有四证八候，指出"热盛生痰，痰盛生惊，惊盛生风，风盛发搐"，治疗原则为截断病源，对后世儿科小儿惊风的诊治产生了重要影响。

（一）辨识以四证八候为纲

小儿惊风为小儿常见的急重病证，临床以抽搐及昏迷为主要症状。惊风一般分为急惊风、慢惊风，古谓之阴阳痫。而慢脾风隶属于慢惊风，多为慢惊风传变而来，为慢惊风的危急重证。凡发病骤急，属阳属实者，为急惊风；凡发病缓慢，病久中虚，属阴属虚者，为慢惊风；若慢惊风失治、误治，出现脾胃纯阴无阳的危急证候，则称为慢脾风。

杨士瀛认为，惊风皆由脏腑虚弱，阴阳盛亏所致。急惊风属于阳，阳盛阴亏，阳动则躁疾，为实热证。慢惊风属阴，阴盛阳亏，阴静则迟缓，慢惊本无热，其发热由虚引起。急惊风为阳证，治以寒药；慢惊风为阴证，治以温药。惊风与心、肝、脾、肺功能失调有关，即"风生于肝，痰生于脾，惊出于心，热出于肺，而心亦主热"，从而明确了惊风病证的病变脏腑所在。由于惊风因脏虚发热，热极生风所致，故杨士瀛首先明确提出惊风证有四证八候，即"惊、风、痰、热"四证，"搐、搦、掣、颤、反、引、窜、视"八候（《仁斋小儿方论·惊》），并将其作为惊风证治之纲，为后世医家所效法。

杨士瀛认为惊风证治疗应详辨虚实、顺逆、先后。男女阴阳有别，证候顺逆表现亦有区别，如"男搐左视左，女搐右视右；男眼上窜，女眼下窜；男握拇指出外，女握拇指入里；男引手挽左直右曲，女引手挽右直左曲，凡此皆顺，反之则逆"（《仁斋小儿方论·惊》）。但不可仅依据"搐左"与"搐右"来辨别男女惊风证候顺逆，亦可依据"搐顺则无声，搐逆则有声""指纹形势弯弓入里者顺，出外者逆，出入相半者难瘥"（《仁斋小儿方论·惊》）来进一步甄别。由于惊风之证以痰、热、惊、风四证为主，四证之间往往相互化生，彼此影响。如"热盛生痰，痰盛生惊，惊盛生风，风盛发搐"（《仁斋小儿方论·惊》）。所以，四证治疗应根据化生顺序，采用截断病源的针对性治疗方法：如治搐应先截风，治风先利惊，治惊先豁痰，治痰先解热，即治疗痰、惊、风、搐四证有先后之别；若四证皆具，又当兼施并用，而不可遗漏，免生他证。

（二）有序施药，慎用峻猛

杨士瀛对小儿惊风的治疗，主张审因论治，截断病源，有序施药，慎用峻猛，注意固护脾胃。

1. 急惊风诊治

（1）证候表现

杨士瀛认为，急惊风由外受风邪，实热内攻所致，火热扰心则生惊，肝风内动则发搐，心肝风火相煽则血气逆乱，痰涎壅塞百脉则诸窍不通，风气燔灼不能宣泄则发病暴烈。以牙关紧急，壮热涎潮，窜视反张，搐搦颤动，十指开合，大小便黄赤，颊赤唇红，口出热气，脉浮数洪紧为主要表现。

杨士瀛强调不可见搐搦、反张、斜视等症，即诊断为惊风；若牙关不紧，口无痰涎，恐为伤风、伤寒、伤食引起，或夹惊所致，即钱乙的"假搐之说"，且伤风夹惊、伤寒夹惊、伤食夹惊，证候表现及证治先后有所不同。伤风夹惊，神困昏愦，头疼气粗，先用人参羌活散、惺惺散、消风散微散表邪，次与天麻防风丸。伤食夹惊，身热温壮，或吐，不思食，大便酸臭，先用人参羌活散加青皮、紫苏，解表消积，次用祛风镇惊之剂。而且惊风搐搦症不可把握，只需扶持，否则风痫逆入经络，使手足拘挛而成废疾。

（2）治法大要

杨士瀛认为急惊风急症治疗，不可缓急，稍缓则证候转深，但在未辨清惊风证候时，不可断然施药救治。惊风发病急骤，当有序施药治疗。发病之初，以开通牙关药擦拭齿龈，或用通关散吹鼻取嚏，使口噤自开，以治标急，续以截风定搐。若痰热尚存，则可下痰实，以治标实，然以下法治疗急惊风，不可过用寒凉药物，以及水银、腻粉、巴豆、芒硝、铅丹、蟾酥、麝香、龙脑等药力峻猛骤急之品，可斟酌选用大黄，攻下痰热，并佐以枳壳、石菖蒲等行气通心，并应中病即止，若误用或过用，则可由急惊风转为慢惊风。是否使用下法，除结合惊风证候而辨证施治，还需详细询问前医是否用过吐法及下法，若已吐下，不可再下，但用祛风清热化痰药即可。这些反映了杨士瀛论治小儿惊风之证，反对用药峻猛的治疗特点。痰热既除，急与和胃定心之剂，以善其后。若搐定而痰热不多，可用轻药以清消残余痰热。

杨士瀛治疗急惊风主要有通关定惊、截风定搐、攻下定惊、调脾和胃、定志宁神等治法。①通关定惊：惊风搐搦，关窍不通，皆由气实不行，痰涎壅塞中焦，留滞百节所致。而治疗风痰虽多用南星、半夏、全蝎、僵蚕等药，但需先用苏合香丸，入朱砂少许，以姜汁浸薄荷汤调和服用，以调和脾胃，定惊安神，下气消痰，关窍自通。②截风定搐法：先与通关取嚏药，次以人参羌活散、截风丸、一字散、阳痫散、擒风汤、定搐散、泻青丸、木通散、清宁散、阿胶散等辨证施治，风热治以人参羌活散，风痰治以截风丸，痰热治以阳痫散等。③攻下定惊法：以攻下法治疗急惊风，药分轻下、稍重下及重下。轻下用定命丹、利惊丸、防风汤、宣风散、枳壳散、小柴胡汤；稍重下则用揭风汤、朱砂膏、疏风散、柴胡加大黄汤辈；重下则用青金丸、天麻丸、芦荟散、牛黄凉膈丸、青金丹、王监京墨丸。若下后诸症犹存，不应再下，而当依慢惊风救治。④调脾和胃：急惊风下后，当调和脾胃，扶助生气，可选用生气散、银白散、茯苓二陈汤、异功散、天麻苏合香丸、参苓白术散、和中散、醒脾散等。⑤定志宁神：可先与定志丸、温胆汤、定心丸、百枝膏等安神定志之剂，继用太乙保生丹、聚宝丹、蝉蝎散等寒热平和，祛风镇惊之剂，以防惊风再发。

2. 慢惊风诊治

（1）证候表现

杨士瀛认为，慢惊风可由急惊风过用寒凉或攻下太骤所致，或由诸证失治、误治引起，如吐利不止、气虚吐泻、脏虚洞泄、下积取泻、感风误治等，也可因诸证日久传变而成，如久痢气脱、伤寒传变、久嗽发痫、虫积冲心、疝气腹痛等。其中，由吐泻、积滞下痢致虚所致者，其证传变最为迅速。慢惊风以吐泻，痰鸣微喘，眼开神缓，睡则露睛，惊跳搐搦，乍作乍止，或身热，或身冷，或四肢热，或口鼻冷气，面色青白，眉间或唇间青黯，脉沉迟散缓为主要表现。

（2）治法大要

杨士瀛治疗慢惊风，注重审问致病源流，审因论治，先治疗导致慢惊风的病源。由吐泻得之者，以理中汤加木香温中行气，以五苓散利水渗湿；由脏虚洞泄得之者，先与术附汤温中健脾；由下积取转得之者，先与调气散；由外感寒邪得之者，先与桂枝汤、解肌汤等解散表邪。慢惊虽为阴证，但仍需详辨阴阳盛亏程度，不可盲目使用温补及燥热之剂。而在温健胃气时，需配伍全蝎、白花蛇、僵蚕、白附、天麻、南星等截风定搐药，以标本同治。

杨士瀛指出急惊风传为慢惊风之初，应辨清阴阳盛亏。若仍有惊风八候，即阳证尚存，此时不可回阳，先与太乙保生丹、聚宝丹、蝉蝎散、神保既济丹、来复丹、王氏惺惺散、醒脾散、大醒脾散、温白丸等，截风调胃，调和阴阳。若病已转为慢惊风，阳亏阴盛，但昏沉，无搐掣、反引、窜视等症，当与星香全蝎散、定命饮、四圣散、乌蝎四君子汤、天南星散、乌沉汤、沉香散等。若手足寒甚，方可用硫黄、附子，回阳救逆。

杨士瀛对慢惊下痰的证治，身暖者，用天南星丸、苏合香、白丸子；痰盛者，用神保既济丹、礞石散；虚甚不可下痰者，用灵脂丸、七珍丸。禁用龙脑、麝香、水银、腻粉、巴豆等寒凉通关利肠之品，若有误用，则眼半开半合，当作慢脾风救治。此时，阴盛阳微，延误治疗时机，则药力不及；频繁投药，则势又不可，须审有无传变。若病情稳定，则疾病向愈；若病势骤笃，则急投刚剂。

3. 慢脾风诊治

（1）证候表现

杨士瀛认为慢脾风以"面青额汗，舌短头低，眼合不开，困睡中摇头吐舌，频呕腥臭，噤口咬牙，手足微搐而不收，或身冷，或身温而四肢冷，其脉沉微"（《仁斋小儿方论·惊》）为主要症状。此时，阴气极盛，胃气极虚，为小儿极证。本证多由慢惊失治、误治，传变而来。因吐泻损脾，病传已极，脾胃元阳虚极，甚至纯阴无阳，脾虚肝盛，出现木动风摇征象，故曰脾风。治疗上，若驱逐风邪，因属肝风内动而无风可逐，若治疗惊证则又无惊可疗。此时，痰涎凝滞于脾，表现为寒热往来，眼合，气乏，神志沉迷等症。但慢脾风不独由急、慢惊风传变而来，凡小儿吐泻，脾胃虚损，症见面色虚黄，发热，摇头斜视，以手摸人，昏困喜睡，额上汗多，身黏汗，声沉小，此即为慢脾风之症，不必拘泥于慢脾风为"急慢风传次而至"（《仁斋小儿方论·惊》）之说。

（2）治法大要

杨士瀛治疗慢脾风以生胃回阳为主，酌情选用黑附汤、川乌散、金液丹、白丸子各半，以及生附四君子汤等，待胃气渐复，用异功散等温调脾胃。另外，也参用蝎附散、阴痫散、灵砂丹、震灵丹等，体现了杨士瀛时时顾护脾胃生气的临证特点。在慢脾风治疗中，杨士瀛注重辨清阳气虚损程度，强调适时采用回阳救逆方法，如眼半开半合、手足不冷，则勿用回阳。而阳气尚未虚极，也不可用硫黄、附子等回阳峻剂。若服回阳汤剂，手足渐暖者，仍需以醒脾散等调理善后。慢脾风下痰，轻者可用神保既济丹、白僵蚕丸；重者用辰砂膏、七宝妙砂丹。慢脾风的逆证、恶证，诸药治疗不效者，可灸百会穴。

综上所述，杨士瀛对小儿惊风的证治，首先明确提出惊风有四证八候，提出热盛生痰、痰盛生惊、惊盛生风、风盛生搐的发病观点，治惊风主张根据痰、惊、风、搐四证化生顺序，采用截断病源的针对性治疗方法，对后世儿科医家颇有启发。急惊风治疗，主要有通关定惊、截风定搐、攻下定惊、调脾和胃、定志宁神等法则；慢惊风治疗，须审问致病源流，审因论治；慢脾风治以生胃回阳为主。这些对后世儿科诊治小儿惊风产生了重要影响。

十二、小儿疳证

疳证由哺乳不当，或多种疾病影响，致使脾胃虚损，气津耗伤所形成的小儿慢性病证。临床以形体消瘦，面黄发枯，精神萎靡或烦躁，饮食异常，大便不调为特征。疳字有两种含义：一是"疳者甘也"，指病因为恣食肥甘厚腻，损伤脾胃，积滞内停，日久化疳。二是"疳者干也"，指临床表现以津液干涸，气血耗伤，形体干瘪消瘦为主症。本病起病缓慢，病程较长，迁延难愈，病甚者，可猝亡，故疳证为儿科痧、痘、惊、疳四大要证之一。

（一）疳皆乳食不调，甘肥无节

杨士瀛认为，小儿乳食不调是形成疳证的根本外因。其云，"疳皆乳食不调，甘肥无节而作也。或婴幼缺乳，粥饭太早，耗伤形气，则疳之根生"（《仁斋小儿方论·疳》）。又云，"疳皆脾胃受病，内无津液而作也"（《仁斋小儿方论·疳》）。杨士瀛认为脾胃虚损，津气亏耗是疳证基本病变特征，可由妄施吐下，津液枯竭，或泄下太过，胃津焦燥，或攻下峻猛，津液暴脱等，导致气液耗伤。杨士瀛将疳证病因病机总结为伤与积，即乳食稍多、饱食无度等，为饮食损伤变生疳证，"疳以伤得"。而恣食生冷、肥甘厚腻，壅滞中焦，为积滞损伤而化生疳证，"疳因积成"。同时杨士瀛认识到，疳证不独小儿本身病变引起，乳母寒温不调、饮食失常、七情不畅、房劳不节等，均可通过乳食传与小儿，指出"疳因母患传气而入，此非病家不能调适之过乎"（《仁斋小儿方论·疳》），警示疳证治疗亦当谨慎调摄乳母的饮食、情志及起居。

疳证病变极期为干疳，因气血干涸，故临床以皮肤干瘪、骨瘦如柴为特征。杨士瀛以五脏为纲,将干疳分为五类,"瘦悴少血,舌干多啼,其病在心;目不转睛,干啼少泪,其病在肝;身热尿干,手足清冷,其病在肾;声焦皮燥,大便干结,其病在肺;搭口痴眠,胸脘干渴,其病在脾"(《仁斋小儿方论·疳》),五疳即常见于五脏及其所主五窍、五体等部位津液干涸。

杨士瀛对疳证的分类十分系统详尽,如以五脏命名,分为心疳、肝疳、肾疳、肺疳、脾疳等五疳;对五疳病因病机有所区别,以心疳、肝疳、肺疳、肾疳,由乳食不调,脏腑受热所致,唯脾疳由乳食不节,寒凉伤脾,脾胃虚弱导致。以主要症状命名,分为冷疳、热疳、冷热疳、疳渴、疳泻、疳痢、疳肿胀等。以病变部位命名,分为脑疳、疳眼、脊疳、鼻疳等。

疳证临床表现为头皮光亮紧急,毛发干枯稀少,目眩,鼻干,口渴,口馋,唇白,揉鼻挦眉,脊耸,体黄,斗牙咬甲,自汗,尿白,泻酸,腹胀,肠鸣,潮热,嗜食瓜果、咸酸及炭米、泥土异物等。

因疳证得之于虚,而小儿脾胃虚弱,不耐寒热,为易虚易实之体。故杨士瀛认为,治疗热证不可过用寒凉,致使热去寒生,治疗寒证不可骤用温补,致使寒去热生,而应采用消积和胃,调气和血,"随顺药饵以扶之,淡薄饮食以养之"(《仁斋小儿方论·疳》),使营卫调和,脏腑自得气血津液充养而愈,体现了杨士瀛辨治小儿病证慎用寒热药物,注重顾护胃气的学术思想。

杨士瀛《仁斋小儿方论·疳》"诸疳证治"中载方30余首,既有集圣丸、大芦荟丸、黄连肥儿丸等治疗诸疳通用之剂,也有治疗五疳的脂连丸、治疗冷疳的至圣丸、治疗热疳的胡黄连丸等诸疳专用之剂,十分周详得当。在用药上,常选用消导积滞、理脾和胃、清热驱虫等药物;在制法上,采用米粉糊丸或粟米糊丸等,以缓和药性,顾护脾胃。在服法上,多切合疳证证候表现,选用寒温消补等药物或方剂,煎汤送服,以增强药效。

(二)精细辨证,分类治疳

杨士瀛对疳证的分类十分详尽,根据病变部位、病因、临床表现特征等的不同，将疳证分为心疳、肝疳、肾疳、肺疳、脾疳、冷疳、热疳、冷热疳、疳渴、疳泻、疳痢、疳肿胀、脑疳、疳眼、脊疳、鼻疳、蛔疳、疳劳、无辜疳、丁奚疳及哺露疳等二十余种。针对疳证脾胃虚损，津气亏耗的病机特点，治疗以消导积滞、理脾和胃为主。

1. 心疳

心疳，又称惊疳，由乳食不调，心脏受热引起。杨士瀛认为，小儿血气未充，肠胃柔弱，哺乳失当，滞热内生，不得疏通，则心神浮越，发为惊疳。临床以身壮热，胸膈烦闷，面赤唇红，口舌生疮，小便赤涩，五心烦热，盗汗，口渴，啮齿，虚惊等为主要特征。若饮水不已，食则惊啼，耳边纹多，舌上黯黑者，为心疳恶证。用茯神丸治疗心疳、惊疳，药用茯神、芦荟、琥珀、黄连、赤茯苓、钩藤皮、远志肉、虾蟆灰、石菖蒲、麝香，上末，粟米糊丸，薄荷汤下。

2. 肝疳

肝疳，又称风疳，由乳食不调，肝脏受热引起。杨士瀛认为，乳母寒温不调，饮食不节，或外感风寒，七情内伤，邪气未尽，仓促哺乳，则小儿发为风疳。临床以摇头揉目，白膜遮睛，眼青泪多，头焦发直，筋青脑热，甲痒筋挛，燥渴汗多，下痢疳癖为主要特征。因肝开窍于目，热伏膈上，痰涎壅滞，导致肝风上攻于目，出现眼部风热证候时，如眼赤肿、目翳、目眩、目烂、多泪、痛痒、雀盲等，称为疳眼。若左胁结硬，频数吐涎，目睛青筋，眼角黑气者，为肝疳恶证。以黄连肥儿丸主治一切疳，以及疳眼赤肿，痛痒昏暗，雀盲，或经月合眼。药用黄连、芜荑、麦芽、神曲、青皮、使君子等，为末，米汤送服。本方以山栀仁煎汤，亦治疳眼。以天麻丸，治肝疳、风疳、疳眼。药用青黛、川黄连、天麻、北五灵脂、夜明砂、川芎、芦荟、龙胆草、防风、蝉壳、全蝎、麝香、干蟾头等，猪胆汁浸糕，薄荷汤送服。以熟地黄汤，治疳眼闭合不开，内有朦雾。药用生干地黄、熟地黄、川芎、半赤茯苓、枳壳、杏仁、川黄连、半夏曲、天麻、地骨皮、甘草、姜，黑豆，水煎，临卧服。

3. 肾疳

肾疳，又称急疳，杨士瀛认为，肾疳由乳食不调，脏腑伏热引起。临床以头热，消瘦，手足不温，时发寒热，滑泄，腹痛，口臭，口干，口渴，牙龈生疮，面部爪甲鱉黑，身生疥疮等为主要特征。因肾主骨生髓，齿为骨之余，肾虚感受热邪，疳气如走马，直奔上焦，名为走马疳。此证以牙龈病变为主，发病迅速，病情严重。发作初期，口臭，称为"臭息"；继而齿黑，称为"崩砂"；疳气盛实，牙龈糜烂，称为"溃槽"；热迫血溢，称为"宣露"；严重者，牙齿脱落，不能再生，称为"腐根"。若饮水好咸，小便如乳，耳焦户耸，牙黑骨枯者，为肾疳恶证。以地黄丸治肾疳，药用熟地黄、赤茯苓、山茱萸、当归、川芎、川楝子、牡丹皮、山药、使君子，上末，炼蜜丸，空心温汤送服。以走马疳方，治口齿出血臭气，药用铜绿、生蜘蛛，上研细，入麝少许，夹和，擦齿。

4. 肺疳

肺疳，又称气疳，杨士瀛认为，肺疳由乳食不调，壅热伤肺引起。临床以咳嗽，气喘，壮热恶寒，皮肤生粟，鼻痒流涕，咽喉不利，颐烂，唾红，胀满，毛焦，泄利为主要特征。因肺主气，司呼吸，肺通过鼻与自然界进行气体交换。若肺气不利，风湿乘虚客于皮毛血脉，以鼻下及两侧的赤痒湿疮为主要表现，称为鼻疳。若咳逆气促，频泻白沫，身上粟生，其色斑黑，为肺疳恶证。以清肺饮，治肺热疳，中蚀为穿孔，汗臭，或生息肉。用桑白皮、紫苏、北前胡、黄芩、当归、天冬、连翘、防风、赤茯苓、桔梗、干地黄、甘草，上锉，井水煎，食后服。

5. 脾疳

脾疳，又称食疳，杨士瀛认为多由乳食不节、脾胃受伤引起。或乳母恣食生冷、肥甘厚腻，或乳儿伤食，或饭后哺乳，脾虚胃弱，乳食不纳，故吐乳；清阳不升，精神不振，故多眠；日久则脘腹胁肋结块，发为乳癖，亦称奶痞。临床以面黄身黄，腹大脚细，水谷不化，吐逆中满，泄下酸臭，纳呆乏力，嗜食泥土为主要特征。若吃泥泄痢，水谷不消，唇口腹高，人中平满者，为脾疳恶证。以灵脂丸治脾疳、食疳，药用北五灵脂、缩砂仁、白豆蔻仁、麦芽、蓬术、青皮、橘红、使君子肉、虾蟆，上末，米糊丸，米汤送服。

6. 蛔疳

由于过早断乳，并予饭食及食肉，或肠胃积食，因甜腻化生蛔虫。《仁斋小儿方论·疳》曰："虫者斯也，日为湿成，多因疳伤，久痢肠胃受湿得之。"即蛔疳也可由脾胃虚弱，湿浊内生，伤疳生虫所致。临床以"皱眉多啼，呕吐青沫，腹中乍痛，肚胀青筋，唇口紫黑，肠头齿痒"（《仁斋小儿方论·疳》）为主要特征。杨士瀛认为，因虫蚀脏腑部位不同，蛔疳证候表现各异。若侵蚀脏腑，则心下闷乱；若上蚀于口齿，则齿紫黑、断裂，口疮出血；若下蚀于肠胃，则下痢，肛烂，湿痒，生疮。若治疗不及时，耗伤精髓，则病难治愈。若虫蚀于脊膂，积中生热，则身热羸黄，烦渴下利，脊如锯齿，拍背如鼓鸣，或十指生疮，频啮爪甲，称为脊疳。以下虫丸治蛔疳、诸虫，药用用苦楝皮、绿色贯众、木香、桃仁、芜荑、鸡心槟榔、鹤虱、轻粉、干虾蟆、使君子，上末，飞面糊丸，天明清肉汁下，内加当归、川黄连，治脊疳兼疳劳，方可择用。

7. 脑疳

脑疳，名出《颅囟经》，以头部生疮为主要特征的疳证。由胎中素夹风热，哺乳失常，风热乘虚上攻头部所致。临床以头皮光急，满头饼疮，脑热如火，发结如穗，遍身多汗，腮肿囟高为特征。以龙胆丸治脑疳、脑热、饼疮，药用龙胆草、川升麻、苦楝皮、防风、赤茯神、芦荟、油发灰、青黛、黄连，上末，猪胆汁浸糕糊丸，薄荷、紫苏泡汤下，食后仍以芦荟末入鼻。

8. 疳渴

疳渴是以烦渴饮水为突出表现的疳证，杨士瀛认为病由疳气内盛，乳母恣食辛辣炙煿等辛热之物，导致小儿心肺蕴热，热盛伤津，则白昼烦渴引饮，夜晚烦渴暂止，由于热伤脾胃气阴，故乳食不进。以黄连丸治疳渴，药用黄连、栝楼根、乌梅肉、杏仁、石莲肉，上末，牛胆汁浸糕糊丸，煎乌梅、姜、蜜汤下。

9. 疳泻

疳泻，杨士瀛认为多因脾胃损伤，水谷不分，腹胀肠鸣，频频作泻，治疗勿用热药清之。以至圣丸主治冷疳、疳泻药用丁香、丁皮、木香、厚朴、使君子、肉豆蔻、橘红，上末，神曲糊丸，食前米饮送服。或用香蔻丸，药用黄连、肉豆蔻、木香、诃子、缩砂仁、茯苓，上末，粳饭丸，食前米饮下。

10. 疳痢

疳痢，杨士瀛认为多因脾胃虚弱，兼夹风寒暑湿，或寒热不调，或积滞内停，水谷不化，频发下痢。以木香丸治疳痢，药用黄连、木香、紫厚朴、缩砂仁、夜明砂、诃子，上末，粳饭丸，干艾叶、生姜煎汤，食前温下。

11. 疳肿胀

疳肿胀，杨士瀛认为因中虚积滞，毒气交并，肚腹肿胀，或脾虚湿盛，头面四肢虚浮肿胀，治疗以消积调气为主。以褐丸子治疳肿胀，药用萝卜子、陈皮、青皮、槟榔、黑牵牛、北五灵脂、赤茯苓、蓬莪术、木香，上末，飞面糊丸，紫苏、桑白皮煎汤下。也可以大异香散，加五灵脂末，煎紫苏汤调服，吞紫霜丸，治疳胀肚皮紧。

12. 疳劳

疳劳又称为疳痨，属于肺疳重证，杨士瀛认为疳劳以疳证伴骨蒸潮热、咳嗽盗汗为主要特征，并可见五心烦热，手足心及胸前发疮，皮肤干枯，肌肉瘦悴，或渴而复泻，恶食饮水，肚硬如石，面色如银等症状。以黄芪汤治之，药用黄芪、当归、川芎、白芍药、干地黄、虾蟆、鳖甲、人参、白茯苓、橘皮、半夏曲、柴胡、使君子、甘草，上粗末，姜枣煎，食前服。或鳖血煎，药用人参、川芎、芜荑、柴胡、使君子、胡黄连、川黄连，粟米粉糊丸，食前服。

13. 无辜疳

无辜疳为以头项生核为主要特征的疳证。临床以脑后项边有核状物，按之转动，质地软而不疼，内容物呈粉状，甚者肢体痈疮，便利脓血，壮热羸瘦，头露骨高为主要症状。以虾蟆丸，治无辜疳、诸疳，一服虚热退，二服烦渴止，三服污痢住。药用蟾蜍一枚，入麝香一字，粳饭为丸，米饮送服。又可以夜明砂炒末，与饮食共进。

14. 丁奚疳及哺露疳

丁奚疳及哺露疳为脾疳重证，因其病因病机相似，故杨士瀛将二者并列论述及辨治。丁奚疳指骨瘦如柴，形如丁字的疳证，以"手足极细，项小骨高，尻削体痿，腹大脐突，号哭胸陷，或生谷症"（《仁斋小儿方论·疳》）为临床特征。哺露疳指由小儿哺露而变生的疳证，以"虚热来往，头骨分开，翻食吐虫，烦渴呕哕"（《仁斋小儿方论·疳》）为临床特征。两者皆因脾胃久虚，不能运化水谷，无以化生营卫气血，或肾气亏虚，感受风冷，或胎中受毒，脏腑少血引起。以十全丹治丁奚疳、哺露疳，药用青皮、陈皮、蓬术、川芎、五灵脂、白豆蔻仁、鸡心槟榔、芦荟、木香、使君子、虾蟆灰，上末，猪胆汁浸糕糊丸，米饮下，有热则薄荷汤下。

综上所述，杨士瀛对小儿疳证证治颇具特色，认为小儿乳食不调是形成疳证的根本外因，脾胃虚损、津气亏耗是疳证基本病变特征，病因病机为伤与积，即乳食稍多、饱食无度等。对疳证分类系统详尽，如心疳、肝疳、肾疳、肺疳、脾疳五疳，以及冷疳、热疳、冷热疳、疳渴、疳泻、疳痢、疳肿胀、脑疳、疳眼、脊疳、鼻疳、蛔疳、疳劳、无辜疳、丁奚疳及哺露疳等。诸疳证治中载方30余首，主张慎用寒热药物，常选用消导积滞、理脾和胃、清热驱虫等药物，制法上采用米粉糊丸或粟米糊丸等，以缓和药性，顾护脾胃，为后世对小儿疳积的诊治提供了重要指导。

杨士瀛

后世影响

一、后世评价

杨士瀛是一位理论基础深厚、临床医术高超、对于中医学术发展有重要贡献的中医学家，其许多学术观点对后世有深远的影响。后世李仲南、徐春甫、李梴、李时珍、王肯堂、尤在泾、沈金鳌、程杏轩、丹波元坚（日本）等人，都对其学术思想有较高的评价。如关于气对血的统帅作用，杨氏在《仁斋直指方论·总论》"血荣气卫论"明确指出："盖气者，血之帅也，气行则血行，气止则血止。"这一观点被认为是对气血关系的经典概括，广泛应用于《中医基础理论》《中医学基础》等相关学科的教材和临床实践中。其"调气为上，调血次之"等观点被历代医家重视并引用。关于疾病名称，后世医家皆认为杨士瀛在《仁斋直指方论》中最早提出了感冒、梅核气的病名，各版《中医内科学》教材中的第一个病症"感冒"，其历史沿革中均明确指出："感冒"病名，出自南宋杨士瀛《仁斋直指方·诸风》中，并且用参苏饮治"感冒风邪，发热头痛，咳嗽声重，涕唾稠黏"，其病名、处方流传至今。

二、学术传承

杨士瀛医术高超，医德高尚，著作简明实用，流传甚广，南宋以后，重视杨士瀛著作的名家也很多，如李仲南、徐春甫、李梴、李时珍、王肯堂、尤在泾、沈金鳌、程杏轩、丹波元坚（日本）等人，但对杨氏学术传承起最关键作用的当属明代安徽医家朱崇正，他重刊了杨士瀛的著作，为杨士瀛学术的传播做出了重要的贡献。

朱崇正，字宗儒，号惠斋，明代安徽医家，生平不详。明嘉靖二十九年（1550），朱崇正重刊了杨士瀛的《仁斋直指方论》《仁斋伤寒类书》《仁斋小儿方论》和《医脉真经》，合称《新刊仁斋直指医书四种》，是我国现存最早的中医丛书，也是现存最早的中医个人著作丛书。其对《仁斋直指方论》增补了部分医论和医方，更名为《新刊仁斋直指附遗方论》，仍为26卷。目录首页题有"新安皖徽歙西虬川黄镀刊行"，每卷首页题有"三山名医仁斋杨士瀛登父编撰新安后学惠斋朱崇正宗儒附遗"。考虬川为徽州府歙县的一个乡村，又名虬村，是当年徽派木刻画的发源地，其中有黄姓族人专事刻书，黄镀即此书版的刻工。朱氏的补遗和刊刻对杨士瀛著作的保存和流传起到了十分重要的作用，清代《四库全书》所收录的《仁斋直指》（并附有杨氏另一著作《伤寒类书活人总括》），即以朱崇正重刊附遗本为底本，而该版本也成为现代的通行版本。其补遗内容多尊崇《内经》等经典医籍，引用刘完素、李东垣、王好古、朱丹溪、葛可久、戴原礼、王节斋等人的相关论述，并引用了大量明以前的方剂，亦有重要的参考价值。而且其所补遗的部分均标明"附"字，所附诸方也多标明出处，读者易于分辨，惜不能确定哪些是朱氏自己所附，哪些是杨士瀛原著所遗。

　　朱崇正是怎么得到杨士瀛著作的，为什么他要重刻杨士瀛的著作呢？我们也许能从其著作中找到答案。在《四库全书·仁斋直指》篇首有佘锓序言云："予自嘉靖庚子得善本（笔者按：指《仁斋直指方论》）阅之，不欲释手……使擅医业者皆仁斋之学，读仁斋之书者皆不欲释手，心存理得而直达要妙不难矣。将以同跻斯民于仁寿之域，岂小补之功尔耶！昔朱丹溪没世，其门人戴原礼刻《心法》附以方论，而朱氏之学益光。仁斋于丹溪为先达师表，鲜有能继之者，然犹幸斯文之未丧也。今朱氏惠斋校而刻之，附之以所遗，其用心亦勤矣。继仁斋之学者，将不在于兹举乎？"此序文作于明嘉靖庚戌二十九年，即1550年。依序文可知其在嘉靖庚子年（1540）获得《仁斋直指方论》的善本，倍加喜爱，而朱氏正是通过此善本而刊刻了仁斋医书。考福建南平《浦城县志》记载佘镘为遂昌人，进士，嘉靖年间曾任浦城知县，如果此佘镘即是该序文的作者，那么很可能是他在出任浦城知县时获得了善本《仁斋直指方论》，而后又到安徽，从而转交到朱氏手中，朱氏亦颇为珍视，予以校刻。

在《仁斋小儿方论》书末附有朱崇正按语："予观世之治小儿痘疹方论，不为不多，而兴丧得失，难获万全，予心尝有不谦焉耳。既而获睹三山仁斋杨先生治疮疹之书，造理甚明，立方精粹，超迈于群书之右，实痘科之要典也。"依此按语可知，朱崇正对杨士瀛在学术上亦颇为敬仰。而明代安徽的印刷业十分发达，对医学事业亦非常重视，也许正因为以上种种原因，朱崇正刊刻了仁斋丛书，为杨士瀛学术的传播做出了极其重要的贡献。

据不完全统计：五版教材《中医内科学》中述及《仁斋直指方论》3次；《中医儿科学》述及《仁斋小儿方论》1次；《中医外科学》引用《仁斋直指方论》1次；《方剂学》引用杨氏方2首。杨氏本人被载入各个时代的各种版本中医名医传记中，杨氏的学术著作《仁斋直指方论》《仁斋小儿方论》《仁斋伤寒类书》《医脉真经》等也被载入历代各种版本的中医医籍录中。其学术理论、处方用药常常被提及。后世多种著述均有收载和评述，如《婴童百问》《幼幼释迷》《幼科证治准绳》《青囊杂纂》等。杨士瀛对丹溪学派和温补学派的形成也有一定的影响，李梴在其《医学入门》中将杨士瀛列为"德医"，大量引用了杨士瀛著作的内容。

然而杨士瀛虽然作为福建四大名医之一，在福建医学史上，乃至中医学发展史上，都曾产生过重要的影响，但杨氏医书存世较少，也鲜有人专门研究杨氏的生平及其学术思想，近60年来仅有50余篇研究论文见于医药期刊，更缺乏对杨士瀛学术思想深入系统的研究，人们对杨士瀛知之甚少。究其原因，并非杨氏医理不精，没有特色，除原刊本早已亡佚外，可能与其所处历史条件、学术环境有关。其一，杨士瀛为民间中医，在当时医生社会地位普遍不高的情况下，民间医生的社会地位可想而知，很难引起重视，加之福建地处偏远，交通不便，不利于学术传播。其二，宋代中医药繁荣，医药书籍颇多，特别是方书、官修民著层出不穷，杨氏学术思想往往被其他著作所掩盖，亦难引起重视。加之杨氏所处年代久远，原版著作已有散佚，也影响了其学术思想的传播。其三，杨氏生活于南宋末年，在其出版《仁斋直指方论》（1264 年）15 年后，宋代就灭亡了，元代统治者实行残酷的民族压迫和封建剥削，福建社会经济、文化都受到了摧残，这些对其学术传播都有一定的阻碍作用。

杨士瀛撰有多部医学著作，主要有《仁斋直指方论》（1264 年）、《仁斋小儿方论》（1260 年）、《仁斋伤寒类书》（1260 年）、《医脉真经》（1261年）、《察脉总括》、《脉诀》等，在宋代、元代、明代版本颇多，因年代较远，其书原版多已散佚。现存最早的杨氏著作版本为元刻本，只有《仁斋直指方论》《仁斋伤寒类书》，且残缺不全。明嘉靖二十九年（1550）朱崇正有《仁斋直指方论》《仁斋小儿方论》《仁斋伤寒类书》《医脉真经》四书的刻本保存至今，成为保存最完整、最有使用价值的杨氏医书，后《四库全书》《鲍氏汇校医学四种》（清道光八年，1828 年）等对此四种医书也有部分重刊。福建科学技术出版社于 1986 年出版了《仁斋小儿方论》校注本、1989 年出版了《仁斋直指方论》校注本。上海古籍出版社 1991 年出版了《仁斋直指外四种》，内有《仁斋直指方论》《仁斋伤寒类书》两书。2006 年中国中医药出版社出版了林慧光主编的《杨士瀛医学全书》，收录现存杨氏著作 4 部。该书对《仁斋直指方论》《仁斋小儿方论》《仁斋伤寒类书》《医脉真经》四书进行了校注，并附有八千余字的杨士瀛学术思想研究，从"生平著作简介""对《伤寒论》的研究""对气血学说的研究与发展""对脾胃学说的研究""对儿科的研究"5 个方面简要阐述了杨士瀛的学术思想，认为杨氏学验俱丰，对中医学理论的探讨和创新做出了重要贡献，有必要进一步深入发掘和研究，书末附有 8 篇杨士瀛医学研究论文题录。

三、后世发挥

关于杨士瀛学术思想的后世发挥，未见明确记载，主要通过对其学术思想的专题研究得以挖掘，大致可归纳为如下几个方面。

1. 杨士瀛的生平和著作研究

1980 年俞慎初编印了《福建四大名医》，由中华医学会福建分会医史学会印行，该书虽将杨士瀛列为福建四大名医之一，但仅用三千余字简介了杨氏的生平、著作和版本，以及杨氏的治学方法；1988 年蔡捷恩在《福建中医药》第 5 期发表了"宋代福建医家杨士瀛"一文，介绍了杨士瀛的生平和《仁斋直指方论》与《伤寒类书活人总括》两书。2012 年王国为"福建名医杨士瀛生平著作考"，鉴于历代史书对杨士瀛生平和著作情况的记载皆较为简略，查阅了大量相关文献，对杨氏的生活年代和学术著作进行了考证，推测杨氏应生活于 1225 ～ 1318 年之间，其著作应为 4 种，即《仁斋直指方论》《仁斋小儿方论》《伤寒类书活人总括》和《医学真经》。

2. 杨士瀛整体学术成就研究

刘德荣等"杨士瀛《仁斋直指方论》的学术成就"认为杨氏尊崇经旨，重视气血调治；师法仲景，又采撷诸家名方；总结心得，并参以家传经验。他们评价杨氏《仁斋直指方论》论述精当，广撷诸家，参以家传，内容颇切实际，使人易晓，对病识证，因证用药，是一部较有影响的临床参考书，对后世尤有启发。蔡捷恩指出杨氏撰有《伤寒类书活人总括》《仁斋直指方论》《医学真经》《察脉总括》《仁斋小儿方论》《脉诀》等书，认为杨氏是一位既有医学理论知识，又有多科临证经验的医学家，其学术经验为金元明清许多医家所推崇，对后世医学的发展产生了深远的影响。方超等通过

《仁斋直指方论》探讨杨士瀛的临证特点，认为杨氏临证特点为：强调问诊求因，重视脉病逆顺，调气而不略血，调气为上，调血次之，因证用药务求切当，选用诸方皆临床实用。宿佩勇总结了杨士瀛学术思想研究进展，将杨氏临床学术思想归纳为崇尚医经重视气血、强调问诊求因、治疗小儿痘疹善用甘温药物调补气血、首论惊风四证八候、五脏证治擅调脾胃和注重临床经验6个方面。

气血理论作为杨士瀛突出的学术思想，受到诸多学者的重视，有气血理论的专题探讨，如宿佩勇、魏华等认为杨士瀛提出了"气为血之帅"的气血理论，明确指出气对血的统帅作用，并贯彻于辨证论治当中，理论上杨氏不但阐发了气血功能，治疗中杨氏重视脉诊，着重气血，强调调气为主，调血次之，且在五脏论治中均突出了气血辨证，杨氏的《仁斋直指方论》一书较为全面地论述了气血的生理、病理、临床表现和辨证特点，并在各科病证中巧妙运用气血理论辨证用药，为现代中医临床提供了新的思想和借鉴。曾建雄根据杨氏"气为血之帅，气行则血行，气止则血止……人以气为主……血脉之所以流者，亦气也……瘀滞不行，皆能眩晕"等理论，阐发气虚血瘀理论，为中风、冠心病、高血压等疾病的临床诊疗提供了理论依据。刘德荣等认为，杨氏不但指出气血失调是疾病发生的主要原因，而且详细论述了气血为病的种种临床表现；在治血大法上，指出祛除瘀血是调血的前提，并于调血方中配以调气之药。王玉凤等整理分析了《仁斋直指方论》21个病证及病篇所收载的557首方剂，分析和探讨了其用药规律，发现杨士瀛尤为重视人身气血，在论述"诸气""血"及其他疾病的机理时，十分重视气血失调病机和调治气血，能将其气血理论巧妙地运用到临床中，见解深刻独到，辨证详明精当，选方用药颇有创见，对宋以后内科杂病治疗产生了一定影响，为后世临床气血辨证提供了有价值的资料。关于杨士瀛伤寒学的学术成就，刘德荣研究认为，杨士瀛所著《伤寒类书活人总括》以总括《伤寒论》和《活人书》二书的内容为主，论述六经证治、方药加减及伤寒诸笃证、伤寒别名、治疗戒忌，且论小儿、产妇伤寒等。该书集脉、证、方于一体，又以歌括冠其首，内容简明扼要，便于诵记，诚为学医者之阶梯、入门之捷法。

3. 杨士瀛理论创见与诊疗特色研究

温建恩等关于杨士瀛儿科脾胃学术思想的研究，王玉凤"杨士瀛的气血理论及用药规律研究"，宿佩勇"杨士瀛《仁斋直指方论》中气血理论特点探析""杨士瀛学术思想研究进展"总结了杨士瀛学术思想，将杨氏临床学术思想归纳为崇尚医经重视气血、强调问诊求因、治疗小儿痘疹善用甘温药物调补气血、首论惊风四证八候、五脏证治擅调脾胃和注重临床经验等。韩学杰等指出杨士瀛在《仁斋直指方论》中认为眩晕与眩冒同义，提出了瘀血致眩的观点，对瘀血致眩形成了初步认识。马骏认为《仁斋直指方论·心气》"心疼方论"首次指出气、血、痰、水是导致心痛的致病因素，颇具新意；杨氏对心痛的分类中增加了"脾胃痛牵连至"，提出心痛治疗要分寒热，热者凉之，寒者温之；同时根据所受邪气的不同，外邪则发之；随其气血痰水所犯的不同，分别治以顺气、调血、逐水、豁痰，并列举了《苏沈良方》的沉摩丸等临床止痛良方，对后世治疗心痛颇有启发。龚志贤指出"感冒"一词首见于《仁斋直指方论》，后世医家如元·孙允贤《医方集成》，明·戴原礼《证治要诀》，都对此病有所说明。陈学勤认为"梅核气"的文献记载虽然最早见于《金匮要略》，但其作为病名使用，最早见于《仁斋直指方论》，并结合杨氏"气为血之帅"的理论，以理气化痰活血法治疗梅核气。吴志远指出，杨士瀛正式提出"肥人多痰湿"的观点。于福江等经过考证认为，治疗消渴病的古方玉泉丸源于《仁斋直指方论》。李胜志等考证"香连丸"药物组成虽始见于唐·李绛《兵部手集方》，但直到《仁斋直指方论》始有"香连丸"方名。陈修源认为"紫背草"作为"蛇含"的别名，最早见于《仁斋直指方论》等。方超等"从《仁斋直指方论》探讨杨士瀛的临证特点"，丁春"杨士瀛对儿科疳证的诊治特色初探""杨士瀛对小儿急惊风的诊治特点""杨士瀛对小儿积滞的诊治特点"，认为杨士瀛的临证特点主要有：强调问诊求因，重视脉病逆顺，调气而不略血，调气为上，调血次之，因证用药务求切当，选用诸方皆临床实用等。潘桂娟等通过对杨氏有关痰的定义、形成和致病特点具体论述的分析，认为杨氏明确分开了"痰"和"饮"，提示痰涎流注可致痛证，痛证也需考虑从痰治疗；杨氏指出痰病治疗当分轻重缓急，并结合证候之寒热虚实灵活用药，注重调和胃气；杨氏认为小儿受病，多生于热，热则生痰，提出了豁痰丸、辰砂化痰丸、控痰良方等13首治痰方剂，所选药物，除半夏、南星等常用化痰药外，还喜用辰砂、白矾、铅丹、青礞石等矿物药，为后世使用矿物药治痰提供了宝贵资料。

4. 杨士瀛儿科学术思想研究

杨士瀛在儿科学方面具有突出贡献，并有儿科专著，因此其儿科学术思想是学者们研究的重点之一。如刘德荣通过对杨氏《仁斋小儿方论》分析探讨，将杨士瀛儿科学术特色总结为三个方面：其一，师法钱乙，重视小儿体质特点，告诫医者儿科临床应"慎用药"，"用药贵在酌量"。其二，五脏证治尤擅调补脾胃，认为脾胃失调是导致儿科多种疾病的重要原因，儿科病的脏腑辨证论治，尤其重视顾护脾胃。其三，辨证精详，立法治方自出新意。如杨氏首论惊风四证八候，治疗疳证重视消积和胃，将小儿癫痫分为惊、风、食证型，并设立了相应的治法方药，较之钱乙更为丰富系统。王静等通过查阅文献、史料考证、人物访谈等，对杨士瀛《仁斋小儿方论》儿科学术成就进行了梳理和比较，提出杨士瀛的儿科学术成就有四：其一，学崇前贤，秉承钱乙，且有发挥；其二，阐述儿科"惊""疳"等病证机理，见解深刻独到，辨证详明精当；其三，临证诊治层次分明、圆机活法；其四，用药善用丸散，独具特色。温建恩等通过分析《仁斋小儿方论》有关论述脾胃的内容，探讨了杨士瀛儿科脾胃学术思想的渊源，认为杨士瀛尊《内经》和仲景学说，师法钱乙和陈文中的学术思想，并结合个人心得与家验，从而形成了自己的儿科脾胃学术思想；临证用药特点以顾护脾胃为重，虚证实证均多配以调中和胃之药，用药擅于甘温补脾，主张平剂和胃，慎用峻猛之药，主张攻补兼施，及时准确，中病即止；同时在诊治脾胃病证时，重视其他脏腑虚实寒热气血变化对脾胃的影响。王健认为，杨氏在治疗儿科疾病时，以顾护脾胃为重，重视小儿生理病理特点，临证补脾多用甘温之剂，注重创新医学理论，尤其对惊风的治疗和理论阐述有独特见解。朱建平考证《仁斋小儿方论》是目前已知最早记载小儿惊风"四证八候"的文献，虽然在元·曾世荣《活幼心书》中载有专篇完整详细的相关论述，但并非曾世荣所做。丁春等从辨证、论治、用药3个方面对《仁斋小儿方论》中小儿急惊风的诊治特色进行了探讨，总结其特点是：辨证提纲挈领，简捷实用；论治层次分明，圆机活法；用药独具特色，尤擅丸散。杨士瀛善治小儿积滞，创立了以木香丸为代表的系列治疗积滞的名方，且具有如下诊治特点：明辨虚实，病机病因为经纬；伤食积疮，同病异证分轻重；调理气血，重在祛邪健脾胃；峻药缓治，祛邪为先丸散为药。陈春菊指出，杨士瀛在儿科遣方用药上，始终贯穿着"脾常不足"的思想，临床诊治儿科疾病，尤其重视顾护脾胃，补脾益胃，并在钱乙脏腑辨证的基础上，提出了脾惊、脾疳之说，治以生胃气、和胃气、益脾气等法。

5. 杨士瀛妇科、外科、眼科等学术思想研究

杨士瀛擅长内科杂病和儿科，并兼妇科、外科于一身，是一名具有多科临证经验的医家。

其一，妇科学术思想的研究，如王玉凤等指出杨士瀛对妇产科病证有自己独特的见解，认为月经失调主要是"血气不调"所致，其治疗月经疾病，采纳《和剂局方》《大全良方》等书中的方剂共 22 首，其中 17 首以四物汤为基础方加减，体现了补气行滞调血的治疗特点；其对崩漏的论治颇为精当，重视妊娠病的诊断、治疗，以及妊娠期间的保健，在治疗孕妇转胞、子烦及安胎方面有独到见解；在产后病的治疗上以补气血及活血化瘀方药为主，收录 19 首以补气健脾、补血调血、活血化瘀为主的方剂，对当今妇科临床仍有借鉴价值。

其二，外科学术思想的研究，如孙启明认为"癌"字最早见于《卫济宝书》，但与恶性肿瘤无涉。《仁斋直指方论·癌》中描述癌疮如眼，"上高下深"的症状，正是恶性肿瘤的"火山口样"溃疡，而"岩穴之状，颗颗累垂，裂如瞽眼"的症状，又正是恶性肿瘤"凸如泛莲"的翻花溃疡，并观察到癌的好发部位"男则多发于腹，女则多发于乳，或项或肩或臂，外证令人昏迷"，故杨士瀛所描述的"癌"确是恶性肿瘤，较之《卫济宝书》中的癌有本质区别，二者不属于同一概念。陈鳌石等总结杨士瀛《仁斋直指方论》对瘘证的论述较详细，对漏（即瘘）的命名、好发部位、成因等均有阐述，且见解独到，用牵牛酒温散治之。

其三，眼科学术思想的研究，五轮学说源于《灵枢·大惑论》，杨士瀛在《仁斋直指方论·眼目》中，对眼目五轮加以五脏配属，并借此阐述眼科疾病，其言："眼者，五脏六腑之精华，如日月丽天，著明而不可掩者也。其首尾赤眦属心，其满眼白睛属肺，其乌睛圆大属肝，其上下肉胞属脾，而中间黑瞳一点如漆者，肾实主之。"此论补前哲之未言，完善了"五轮学说"，为眼科疾病从五脏论治提供了理论依据，为后世医家所遵循，《景岳全书》《银海精微》等著作都予以全篇转载。唐由之等研究认为，晚唐的《刘皓眼论准的歌》、北宋初期的《太平圣惠方》在配位上做了一些改进，直到杨士瀛在《仁斋直指方》中确定五轮配属，流传至今未变。范玉兰对比后发现《银海精微·序》引自《仁斋直指方论·眼目》，仅有个别文字出入，在其八十一症的论述中，多采用了杨士瀛的五轮配位。

6. 其他方面

关于杨士瀛的医德研究，贺圣迪认为，杨士瀛作为古代儒医的代表之一，具有仁民爱物、利泽生民的价值取向，视医术为济世救人的仁术，号仁斋，著述亦冠其号，显现其一片仁人之心。谭素娟等研究指出杨氏著作体现了儒家仁义思想，以仁爱之心治医，为施仁术。

现代医家临床诊治以杨士瀛理论为指导者，也不乏其人。如宋晓玲根据《仁斋直指方·诸痔》"凡痔皆因酒面炙煿，蓄热伤血，恶血结聚于下焦，不得疏通，于是下坠而为痔"的观点，主张活血化瘀论治肛肠病。姚丽群等根据《仁斋小儿方论·喘咳》"凡治喘嗽，不论肺实肺虚，可汗可温，药中须用阿胶，便得安肺润肺，其性平和，肺经要药"等观点，主张以阿胶为主药治疗小儿咳嗽，获得满意疗效。陈汉华治疗小儿遗尿，袁美凤注重从五脏相关性出发，重视从肾治疗小儿遗尿病，是以《仁斋小儿方论·大小便诸证》"小便者，津液之余也。肾主水，膀胱为津液之腑，肾与膀胱俱虚，而冷气乘之，故不能约制。其水出而不禁，谓之遗尿。睡里自出，谓之尿床。此皆肾与膀胱俱虚而夹冷所致也"为理论依据。熊继柏用苇茎汤合《仁斋直指方论》五虎汤组成苇茎五虎颗粒剂，治疗病毒性肺炎，疗效显著。

总之，人们从杨士瀛学术著作简介与考证、杨士瀛学术思想研究、杨士瀛临证治验与特色研究、杨士瀛对后世的影响等多方面、多层次对杨士瀛学术思想进行了研究，但是杨士瀛作为宋代的民间临床大家，其理论造诣深厚，学术思想活跃，临证经验丰富，若要窥其全貌，还需精研原著，认真品味。以上专题研究从不同角度对杨士瀛的学术思想进行了挖掘整理研究，但除了在气血理论和儿科方面的研究较多外，其余研究均涉猎较少，相比杨士瀛几部著作中丰富的医学内容而言，仍显得浅显粗略，如对杨氏痰饮理论、脏腑理论、选方用药特色、诊治疾病特色等其他学术思想的研究，观点比较单一，亦缺乏深入发掘和系统整理。有些学者误将朱崇正附遗的内容亦归结为杨氏学术思想，不够准确，难以反映杨氏学术思想的全貌，需要进一步深入系统的研究。

四、国外流传

杨士瀛的著作曾远播海外，在日本、朝鲜亦备受重视。据考早在1363年，日本僧医有邻所编撰的《福田方》就引用了《仁斋直指方论》的部分内容。成书于19世纪中叶的日本著名目录学专著《经籍访古志》共著录中国医籍183部，就包含了《仁斋直指方论》在内的杨士瀛的4种著作，《中国医籍考》亦记载了杨氏著作（前文已述），而且目前所存《仁斋直指方论》版本中有两种为日本抄本，可知此书备受日本医家重视。而早在明洪熙元年（1425），朝鲜就有了《仁斋直指方论》的仿元刻本，在李氏朝鲜王朝初期，该书曾一度作为朝鲜医家必读之书和医学考试讲义；朝鲜的经典医籍《乡药集成方》《医方类聚》《东医宝鉴》和《医林撮要》等也较多地引用了杨氏著作。而朝鲜著名医籍《医林撮要》中所收载的"中朝质问方"和"中朝传习方"，若干处亦与《仁斋直指方论》等书有诸多联系，可见当时杨氏著作在朝鲜颇受重视。另外，李辰拱曾随杨氏学医，并有著作《伤寒集成方法》和《胎产救急方》，特别是《胎产救急方》一书，补仁斋著作之未备，虽在国内罕见流传，在朝鲜《乡药集成方》《医方类聚》中却可见到该书的部分内容，推测可能与杨氏的影响有关，2010年人民卫生出版社已出版了该书（见《海外回归中医善本古籍从书续·第十册》）。

综上所述，杨士瀛博览群书，博采众方，融会贯通各家之长而自成一家，学验俱丰，多有创见，且勤于笔耕，著述颇多，是一位知识全面、临床医术高超、对于中医学理论和临床的探讨创新有重要贡献的中医学家。所著医书内容涉及各科证治，既有医学理论知识，又有多科临证经验。杨氏的诊法思想、五脏相关的辨证思想、重视脾胃和气血的思想、痰饮分论理论、儿科和伤寒理论，以及在诸风病、诸气病、诸血病、虚劳、眩晕、疼痛、疟疾、痢疾、消渴病、小儿惊风、小儿疳积、妇科疾病等诊治方面的突出贡献，为历代医家提供了实用、有效的理论和方药，其许多学术观点对后世有深远的影响，颇有实用参考价值。其著作《仁斋直指方论》《仁斋小儿方论》《仁斋伤寒类书》《医脉真经》等，直至今日仍为很有价值的临证手册和行医指南。

杨士瀛

参考文献

［1］南宋·杨士瀛.四库全书·子部·医家类·第 744 册·仁斋直指［M］.
上海：上海古籍出版社，1986.

［2］王致谱校注.新校注杨仁斋医书《仁斋小儿方论》［M］.福州：福建科
学技术出版社，1986.

［3］盛维忠，王致谱，傅方，等校注.新校注杨仁斋医书《仁斋直指方论》
（附补遗）［M］.福州：福建科学技术出版社，1989.

［4］宋·杨士瀛撰.新刊仁斋直指方论小儿方论医脉真经伤寒类书活人总括
（中华再造善本丛书）［M］.北京：北京图书馆出版社，2005.

［5］宋·杨士瀛著；孙玉信，朱平生点校.仁斋直指方［M］.上海：第二
军医大学出版社，2006.

［6］元·朱震亨著；浙江中医药研究院编校.丹溪医集·丹溪心法［M］.
北京：人民卫生出版社，2006.

［7］林慧光.杨士瀛医学全书［M］.北京：中国中医药出版社，2006.

［8］崔轶凡，李培硕.仁斋直指方论精要［M］.贵阳：贵州科技出版社，
2008.

［9］日本·丹波元胤.中国医籍考［M］.北京：人民卫生出版社，1956.

［10］三木荣.朝鲜医书志［M］.大阪：学术图书刊行会，1973.

［11］俞慎初.福建四大名医［M］.福州：中华医学会福建分会医史学会印
行，1980.

［12］宋·严用和.重订严氏济生方［M］.北京：人民卫生出版社，1980.

［13］晋·葛洪.葛洪肘后备急方［M］.北京：人民卫生出版社，1983.

［14］倪灿.宋史艺文志补［M］.北京：中华书局，1985.

［15］周喜民.糖尿病与男性生殖功能.国外医学［M］.内分泌学分册，
1985.

［16］余慎初.闽台医林人物志［M］.福州：福建科学技术出版社，1988.

［17］黄仲昭.八闽通志［M］.福州：福建人民出版社，1991.

［18］严世芸.宋代医家学术思想［M］.上海：上海中医学院出版社，1993.

［19］浦城县地方志编纂委员会.浦城县志［M］.北京：中华书局，1994.

［20］潘桂娟，樊正伦.日本汉方医学［M］.北京：中国中医药出版社，1994.

［21］唐由之，肖国士.中医眼科全书［M］.北京：人民卫生出版社，1996.

［22］吕景山.施今墨对药［M］.北京：人民军医出版社，1996.

［23］明·李时珍编著；张守康校注.本草纲目［M］.北京：中国中医药出版社，1998.

［24］明·王肯堂著；裘庆元辑.三三医书·重订灵兰要览［M］.北京：中国中医药出版社，1998.

［25］福州市地方志编纂委员会.福州市志（第八册）［M］.北京：方志出版社，2000.

［26］喻政.福州府志［M］.福州：海风出版社，2001.

［27］徐景熹.福州府志［M］.福州：海风出版社，2001.

［28］清·刘若金著；郑怀林，焦振廉，任娟莉，等校注.本草述校注［M］.北京：中医古籍出版社，2005.

［29］隋·巢元方原著；刘晓峰点校.诸病源候论［M］.北京：人民军医出版社，2006.

［30］晋·王叔和撰；贾君，郭君双整理.脉经［M］.北京：人民卫生出版社，2007.

［31］宋·太平惠民和剂局编；刘景源整理.太平惠民和剂局方［M］.北京：人民卫生出版社，2007.

［32］龚志贤.伤风感冒的辨证疗法［J］.中医杂志，1958，7（3）：166-167.

［33］陈学勤.梅核气证治琐谈［J］.辽宁中医杂志，1981，5（6）：39-40.

［34］孙启明.漫话"癌"字［J］.中医杂志，1986，23（3）：68–69.

［35］蔡捷恩.宋代福建医家杨士瀛［J］.福建中医药，1988，19（5）：6–7.

［36］陈鳌石，陈伯仪.瘰证小议［J］.福建中医药，1988，19（4）：53–54.

［37］刘德荣.杨士瀛儿科学术经验初探［J］.北京中医学院学报，1992，
　　15（4）：64–65.

［38］方超，陈义.从《仁斋直指方论》探讨杨士瀛的临证特点［J］.福建
　　中医药，1992，23（2）：6–7.

［39］于福江.玉泉丸、梅苏丸考源［J］.中成药，1991，13（5）：37–39.

［40］朱建平.关于惊风"四证八候"的出处［J］.中华医史杂志，1995，
　　25（4）：247–248.

［41］熊继柏.苇茎五虎颗粒剂治疗病毒性肺炎的临床研究［J］.吉林中医
　　药，1995，17（3）：6–7.

［42］丁春.杨士瀛对儿科痹证的诊治特色初探［J］.福建中医学院学报，
　　1995，5（1）：37–38.

［43］丁春，林波.杨士瀛对小儿急惊风的诊治特点［J］.福建中医学院学
　　报，1996，6（1）：41–42.

［44］刘德荣，黄玉良.杨士瀛《仁斋直指方论》的学术成就［J］.福建中
　　医学院学报，1999，9（4）：39–40.

［45］丁春.杨士瀛对小儿积滞的诊治特点［J］.福建中医学院学报，1999，
　　9（3）：42–43.

［46］刘德荣，黄玉良.杨士瀛《仁斋直指方论》的调治气血特点探析［J］.
　　中华医史杂志，2000，30（1）：54–56.

［47］丁春.论杨士瀛治疗小儿脾胃病的学术思想［J］.福建中医学院学报，
　　2000，10（3）：38–39.

［48］贺圣迪.从文化角度审视儒医的价值观［J］.医古文知识，2000,2(2)3–5.

［49］姚丽群.阿胶治疗小儿咳嗽琐谈［J］.江苏中医，2001，22（8）：36-38.

［50］梁永宣.朝鲜《医林撮要》所载中朝医学交流史料研究［J］.中华医史杂志，2001，31（1）：17-20.

［51］王玉凤，梁昌洋.杨士瀛《仁斋直指方论》治疗妇产科疾病的经验［J］.福建中医学院学报，2003，13（1）：49-50.

［52］吴志远."肥人多痰湿"探讨［J］.浙江中西医结合杂志，2004，14（10）：620-623.

［53］李胜志，史殿龙.香连丸的源流及衍变［J］.中医药学报，2004，32（3）：15-17.

［54］刘德荣.民国以前福建医家研究伤寒学的成就述评［J］.福建中医学院学报，2004，14（2）：46-47.

［55］丁春，陈俊孙，陈章举，等.宋代福建中医药人才成长的社会因素分析［J］.福建中医学院学报，2005，15（3）：44-45.

［56］谭素娟，艾华.中医命名学与儒道佛——中医书名方名探析［J］.辽宁中医杂志，2005，32（12）：1255-1257.

［57］王健.论杨士瀛儿科脾胃思想［J］.江西中医学院学报，2005，17（2）：28-32.

［58］宿佩勇.杨士瀛《仁斋直指方论》中气血理论特点探析［J］.甘肃中医学院学报，2005，22（1）：7-8.

［59］宿佩勇.杨士瀛学术思想研究进展［J］.江西中医学院学报，2005，17（1）：29-30.

［60］温建恩，丁春.杨士瀛儿科脾胃学术思想研究［J］.福建中医学院学报，2006，16（6）：46-47.

［61］陈春菊.小儿脾胃学说的理论探讨［J］.中医儿科杂志，2006，2（5）：11-13.

［62］宋晓玲.活血化瘀十法在肛肠病的运用［J］.光明中医,2007,22(3):
33-35.

［63］陈修源.三种紫背草［J］.家庭中医药,2008(7):60-62.

［64］王玉凤,李雪琴,纵横,等.杨士瀛《仁斋直指方论》的用药规律与
特点［J］.北京中医药,2008,27(4):271-272.

［65］韩学杰,朱妍,李成卫,等.痰瘀互结、毒损心络导致高血压病的理
论探讨［J］.中国中医基础医学杂志,2008,14(3):201-204.

［66］魏华,陈文杰.杨士瀛《仁斋直指方论》之气血理论浅谈［J］.中医
临床研究,2009,1(2):83-84.

［67］潘桂娟,柳亚平.宋金元时期中医诊治痰病的学术思想研讨［J］.中
华中医药杂志,2009,24(2):189-192.

［68］陈汉华.袁美凤教授从五脏相关论治小儿遗尿［J］.陕西中医,2009,
30(9):1191-1192.

［69］王国为,徐世杰.《仁斋直指方论》论痰特色探析［J］.中国中医基础
医学杂志,2011,17(12):105-1306.

［70］王国为,徐世杰.杨士瀛五脏相关理论浅析［J］.中国中医基础医学
杂志,2012,18(9):936-938.

［71］程新.杨士瀛《仁斋直指方论》学术价值初探［J］.中国中医基础医
学杂志,2012,18(9):1301-1303.

［72］李达,李泽庚,彭波,等.浅析《仁斋直指方论》治疗咳嗽［J］.中
医药临床杂志,2012,24(4):339-340.

［73］孙理军.杨士瀛学术思想形成的社会历史背景［J］.陕西中医学院学
报,2013,35(2):22-24.

［74］孙理军.杨士瀛学术思想渊薮探析［J］.中国中医基础医学杂志,
2013,19(12):1379-1380.

［75］温建恩，刘德荣.《仁斋小儿方论》的用药特点［J］.福建中医药大学学报，2013, 23（3）: 68-70.

［76］王静.杨士瀛儿科学术成就研究［D］.福州：福建中医学院，2001.

［77］王玉凤.杨士瀛的气血理论及用药规律研究［D］.福州：福建中医学院，2003.

［78］马骏.胸痹心痛病证的古代文献研究与学术源流探讨［D］.北京：北京中医药大学，2003.

［79］温建恩.杨士瀛儿科脾胃学术思想研究［D］.福州：福建中医学院，2004.

［80］范玉兰.《银海精微》的成书时间、学术渊源、学术成就研究［D］.成都：成都中医药大学，2007.

［81］曾建雄.气虚血瘀的理论研究［D］.福州：福建中医学院，2009.

［82］程新.读《仁斋直指方论》［D］.安徽中医学院校图书馆论文集［C］，2010.

［83］王国为，徐世杰.福建名医杨士瀛生平著作考［D］.中华中医药学会第四次中医学术流派交流会论文集［C］，2012：146-148.

［84］王国为.基于《仁斋直指方论》的杨士瀛学术思想研究［D］.北京：中国中医科学院，2012.

《中医历代名家学术研究丛书》医家名录

（总计 102 名，以医家出生时间为序）

汉晋唐医家（6名）

张仲景　王叔和　皇甫谧　杨上善　孙思邈　王　冰

宋金元医家（18名）

钱　乙　成无己　许叔微　刘　昉　刘完素　张元素
陈无择　张子和　李东垣　陈自明　严用和　王好古
杨士瀛　罗天益　王　珪　危亦林　朱丹溪　滑　寿

明代医家（25名）

楼　英　戴思恭　王　履　刘　纯　虞　抟　王　纶
汪　机　马　莳　薛　己　万密斋　周慎斋　李时珍
徐春甫　李　梴　龚廷贤　杨继洲　孙一奎　缪希雍
王肯堂　武之望　吴　崑　陈实功　张景岳　吴有性
李中梓

清代医家（46名）

喻　昌　傅　山　汪　昂　张志聪　张　璐　陈士铎
冯兆张　薛　雪　程国彭　李用粹　叶天士　王维德
王清任　柯　琴　尤在泾　徐灵胎　何梦瑶　吴　澄
黄庭镜　黄元御　顾世澄　高士宗　沈金鳌　赵学敏
黄宫绣　郑梅涧　俞根初　陈修园　高秉钧　吴鞠通
林珮琴　章虚谷　邹　澍　王旭高　费伯雄　吴师机
王孟英　石寿棠　陆懋修　马培之　郑钦安　雷　丰
柳宝诒　张聿青　唐容川　周学海

民国医家（7名）

张锡纯　何廉臣　陈伯坛　丁甘仁　曹颖甫　张山雷
恽铁樵